Kohlhammer

Die Autorin

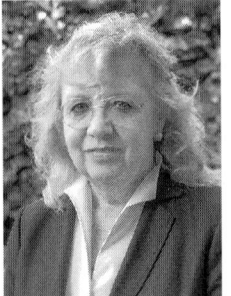

Dr. med. Ursula Sottong, Ärztin und Gesundheitswissenschaftlerin (MPH), befasst sich seit vielen Jahren im Rahmen wissenschaftlicher Studien mit dem Thema Fertilität, Stillen und Familienplanung. In den 1980er Jahren hat sie eine große Studie gemeinsam mit der Arbeitsgemeinschaft Freier Stillgruppen (AFS) zu diesem Thema durchgeführt.

Ursula Sottong

Stillen und Fruchtbarkeit

Über die älteste Form der Familienplanung

Verlag W. Kohlhammer

Dieses Werk einschließlich aller seiner Teile ist urheberrechtlich geschützt. Jede Verwendung außerhalb der engen Grenzen des Urheberrechts ist ohne Zustimmung des Verlags unzulässig und strafbar. Das gilt insbesondere für Vervielfältigungen, Übersetzungen, Mikroverfilmungen und für die Einspeicherung und Verarbeitung in elektronischen Systemen.

Die Wiedergabe von Warenbezeichnungen, Handelsnamen und sonstigen Kennzeichen in diesem Buch berechtigt nicht zu der Annahme, dass diese von jedermann frei benutzt werden dürfen. Vielmehr kann es sich auch dann um eingetragene Warenzeichen oder sonstige geschützte Kennzeichen handeln, wenn sie nicht eigens als solche gekennzeichnet sind.

Es konnten nicht alle Rechtsinhaber von Abbildungen ermittelt werden. Sollte dem Verlag gegenüber der Nachweis der Rechtsinhaberschaft geführt werden, wird das branchenübliche Honorar nachträglich gezahlt.

Dieses Werk enthält Hinweise/Links zu externen Websites Dritter, auf deren Inhalt der Verlag keinen Einfluss hat und die der Haftung der jeweiligen Seitenanbieter oder -betreiber unterliegen. Zum Zeitpunkt der Verlinkung wurden die externen Websites auf mögliche Rechtsverstöße überprüft und dabei keine Rechtsverletzung festgestellt. Ohne konkrete Hinweise auf eine solche Rechtsverletzung ist eine permanente inhaltliche Kontrolle der verlinkten Seiten nicht zumutbar. Sollten jedoch Rechtsverletzungen bekannt werden, werden die betroffenen externen Links soweit möglich unverzüglich entfernt.

Die drei Illustrationen in Kap. 3 sowie die weiteren gekennzeichneten Abbildungen im Buch wurden von MWK Zimmermann & Hähnel im Auftrag von Ursula Sottong erstellt.

1. Auflage 2023

Alle Rechte vorbehalten
© W. Kohlhammer GmbH, Stuttgart
Gesamtherstellung: W. Kohlhammer GmbH, Stuttgart

Print:
ISBN 978-3-17-042861-4

E-Book-Formate:
pdf: ISBN 978-3-17-042862-1
epub: ISBN 978-3-17-042863-8

Vorwort

Es war der 19. World Congress on Human Reproduction in Venedig. Eine Tagung reich an Vorträgen über neue Entwicklungen, Technologien, Laborparameter und Messungen. Bei der Überfahrt von Giudecca zur Piazza San Marco erfüllte das empörte Schreien eines winzigen Erdenbürgers das gesamte Vaporetto. Als dann die sehr entspannte junge Mutter sich auf einen Sitz setzte und das Kleine in aller Ruhe an die Brust legte, wurde mir die Bedeutung des Wortes Stillen in seiner doppelten Bedeutung wieder bewusst. Der Hunger wird gestillt und das Kind kommt zur Ruhe und wird still.

Stillen ist das Selbstverständlichste der Welt und doch anscheinend so kompliziert, dass das Thema ganze Bibliotheken füllt. Vielleicht liegt es aber auch nur daran, dass Frauen ihrem Körper nicht mehr vertrauen und auf Experten setzen (müssen).

Als ich vor vielen Jahren als junge Ärztin verzweifelt versuchte, gegen alle Beratungen und Angebote an Zusatznahrung meine Tochter zu stillen, war mein Rettungsanker eine Stillgruppe in der Nähe, die mich durch dieses Tal der Tränen so kompetent begleitete, dass ich diese Tochter fast acht Monate voll stillte.

Neugierig geworden auf das Thema habe ich dann ab 1985 eine große Stillstudie zur Rückkehr der Fruchtbarkeit in der Stillzeit verantwortet, bei der mich die Stillgruppen mit ihrem bundesweiten Netzwerk breit unterstützt haben. 173 Frauen haben ab der Entbindung ihr Stillverhalten dokumentiert, in insgesamt fast 800 Zyklen ihre Körperzeichen beobachtet und erfasst und regelmäßig Kontakt zur Studienzentrale gehalten. Dank dieser hoch motivierten Frauen liegen umfangreiche Daten vor, die Auskunft geben über eine Reihe von Fragen, die sich bis heute beim Thema Stillen stellen.

In meinem Arbeitszimmer gibt es reichlich Kartons mit den Ergebnissen des damaligen Projekts und Stillstudien und Still-Literatur aus der ganzen Welt. Ich durfte die wissenschaftlichen Pionierinnen und Pioniere noch persönlich kennenlernen und mit ihnen über unsere Ergebnisse diskutieren. Es gibt also einen riesigen Wissensschatz, global und auch bei uns in Deutschland. Nur – bis heute ist er kaum in den medizinischen Alltag eingedrungen.

Dieses Buch soll einen Überblick über die Fragestellungen und die zur Verfügung stehenden Erkenntnisse vermitteln, neugierig machen auf mehr und die Tür zu einer positiven Stillförderung weit aufmachen. Die großen Organisationen wie die WHO und UNICEF engagieren sich schon viele Jahre in

Vorwort

Sachen Stillförderung zum Erhalt der mütterlichen und kindlichen Gesundheit. Stillen aber ist mehr. Es ist ein Geschenk der Natur an Mutter und Kind, das die Beziehung von Mutter und Kind nachhaltig fördert und unterstützt. Wir sollten alles tun, um das zu unterstützen.

Mein Dank gilt allen Frauen, die engagiert und motiviert an den vielen Forschungsprojekten weltweit teilgenommen haben, den Stillgruppen und Organisationen, die überwiegend ehrenamtlich die Stillmütter kompetent begleiten, den medizinisch Tätigen, die sich an ihrem Platz der Stillförderung widmen, und meinen Töchtern, die mir den Weg zu diesem Thema eröffnet haben. Außerdem danke ich ganz besonders meiner Schwester Christel für ihr akribisches Korrekturlesen und meinem Mann, der die »Schwangerschaft und Entbindung« dieses Buches mit viel Geduld und Kaffeekochen mitgetragen hat.

Troisdorf, im Jahr 2023   Dr. Ursula Sottong

Inhalt

Vorwort		**5**
Abkürzungsverzeichnis		**11**
1	**Zurück in die Fruchtbarkeit**	**13**
1.1	Stillen, ein Rundum-Paket	14
1.2	Stillförderung ist Gesundheitsförderung für das Kind	14
1.3	Große Studien zu Stillen und Fertilität	15
1.4	Was macht die Studien so bedeutungsvoll?	16
1.5	Stillen und Fertilität gestern und heute	17
1.6	Stillverhalten in Deutschland	18
2	**Rund ums Stillen**	**19**
2.1	Bedeutung des Stillens für die Gesundheit von Mutter und Kind	19
2.2	Mutter-Kind-Beziehung	20
2.3	Empfehlungen der Weltgesundheitsorganisation (WHO)	21
2.4	Nationale Stillkommission in Deutschland	22
2.5	Stillverhalten in Deutschland	23
2.6	Bedeutung des Stillens für die postpartale Fertilität	24
2.7	Still-Definition durch Nationale Stillkommission	25
2.8	Stilldefinition durch Cochrane	26
2.9	Barbara Gross und Co.	26
2.10	Bellagio Consensus	27
2.11	Stillförderprogramme – Wer informiert wen?	28
3	**Von Kirchenregistern und Grabsteinen**	**30**
3.1	Ethnologen, Demographen und Fruchtbarkeit	30
3.2	Forschungskritik	33

3.3	Familienplanung heute	33
4	**Kulturelle Einflüsse – Stillvorgaben, Sextabus und andere Gewohnheiten**	**34**
4.1	Der Einfluss westlicher Gesellschaften	34
4.2	Studien rund um den Globus	36
4.2.1	Die Eskimos in Alaska	36
4.2.2	Die Hutterer in Nordamerika	37
4.2.3	Die Jäger der Kalahari – !Kungs	37
4.2.4	Kalahari/Botswana versus USA	38
4.2.5	Ruanda/Afrika	38
4.2.6	Paraguay/Südamerika	38
4.2.7	West- und Zentralafrika	38
4.2.8	Tansania – Postpartale Sextabus	40
4.2.9	Malawi	42
4.2.10	Nigeria	43
4.2.11	Tarok/North-Central Nigeria	44
4.2.12	Kamerun	45
4.2.13	Gaza/Palästina	46
4.2.14	Durango/Mexiko	46
Exkurs: Das Ammenwesen		47
Exkurs: Die Sache mit dem Kolostrum		49
5	**Das Prolaktin und seine Bedeutung für die Fruchtbarkeit**	**51**
5.1	Das Prolaktin	51
5.1.1	Die Prolaktin-Ausschüttung	52
5.1.2	Prolaktin in der Schwangerschaft und postpartal	54
5.1.3	Unterschiede im Prolaktin-Profil	56
5.2	Das Oxytocin	57
5.3	Stillen eines »fremden« Kindes	59
6	**Bellagio Consensus – LAM (Lactational Amenorrhea Method)**	**60**
6.1	Studienbesonderheiten	60

6.2	Studien vor LAM	61
6.2.1	Erste Daten schon zu Beginn des 20. Jahrhunderts – eine Übersicht von Anna Flynn	61
6.2.2	Daten von Chile	65
6.2.3	Übersicht über Studiendaten aus Australien	67
6.3	LAM	69
6.3.1	Bellagio Consensus	70
6.3.2	Definition Stillverhalten nach Bellagio	75
6.4	Studien nach LAM	76
6.4.1	Bellagio-Folgekonferenzen und Studien	76
6.4.2	Chile	78
6.4.3	Bolivien	80
6.4.4	Bangladesch	81
6.4.5	Australien	81
6.4.6	USA	81
6.4.7	USA/Manila	82
6.4.8	Cochrane und LAM	83
6.5	Zusammenfassung	84
7	**Studien in Deutschland**	**86**
7.1	Rückkehr der Fertilität nach der Geburt	86
7.2	Beispiel aus dem Forschungsprojekt (anonymisiert)	88
7.3	Ergebnisse	96
7.3.1	Erste vollwertige Ovulation p. p.	96
7.3.2	Individuelle Fertilitätsmuster	97
7.3.3	Abstand von 1. zur 2. vollwertigen Ovulation	99
7.3.4	Stillfrequenz und Länge der ersten Temperaturhochlage p. p.	99
7.3.5	Weitere Einfluss-Variablen	100
7.4	Zusammenfassung	100
8	**Sexualität und Partnerschaft**	**102**
8.1	Wenn sich alles verändert	102
8.2	Erfahrungen von Stillfrauen weltweit	103
8.3	Notwendigkeit von Kontrazeption – Zahlen aus Deutschland	104
8.3.1	Sexualverhalten	105
8.3.2	Libido	105

8.3.3	Familienplanung in der Stillzeit	107
9	**Ohne LAM, nach LAM – was dann?**	**109**
9.1	Empfehlungen von ärztlicher Seite	109
9.2	Fertility Awareness – Stillen, Fruchtbarkeit und Körperzeichen	110
9.2.1	Zervixschleim	112
9.2.2	Zuverlässigkeit der Zervixschleim-Beobachtung in der Stillzeit	113
9.2.3	Zervix/Gebärmutterhals	113
9.2.4	Basaltemperatur	114
9.2.5	Bestimmung der möglichen empfängnisfähigen Phasen	114
9.2.6	Eintragung ins Zyklusblatt	115
9.3	Beispiele von Stillfrauen	117
9.4	Herausforderungen im Alltag	120
9.5	Resümee	121
10	**Konsequenzen für die Praxis**	**123**
10.1	Stillen braucht Begleitung	123
10.2	Empfehlungen an die Politik	124
10.3	Stillförderung durch den Gesetzgeber	124
10.4	Babyfreundliches Krankenhaus	125
10.5	Familienplanung in der Stillzeit	126
10.6	»Contraceptive Strategy versus Post-Amenorrheic Strategy«	126
11	**Stillen – doch kein Rund-um-Paket?**	**128**
Glossar		**129**
Literatur		**139**

Abkürzungsverzeichnis

AFS	Arbeitsgemeinschaft Freier Stillgruppen
AG NFP	Arbeitsgruppe Natürliche Familienplanung
BDL	Berufsverband Deutscher Laktationsberaterinnen
B.E.St	B.E.St.® Kriterien (Bindung – Entwicklung – Stillen) entsprechend der Vorgaben von UNICEF und WHO
BFHI	(Still-) Babyfreundliches Krankenhaus
BgVV	Bundesinstitut für gesundheitlichen Verbraucherschutz und Veterinärmedizin
BMEL	Bundesministerium für Ernährung und Landwirtschaft
BMFSFJ	Bundesministerium für Familie, Senioren, Frauen und Jugend
BfR	Bundesinstitut für Risikobewertung
DGE	Dt. Gesellschaft für Ernährung e. V.
FFR	Fertility Focus Report
FKE	Forschungsdepartment Kinderernährung der Universitätskinderklinik Bochum
FSH	Follikelstimulierendes Hormon
GnRH	Gonadotropin Releasing Hormon
HVL	Hypophysenvorderlappen
IBCLC	International Board Certified Lactation Consultant (international geschützter Titel für examinierte Still- und Laktationsberaterinnen)
IUD	Intrauterine device oder Intrauterine contraceptive device (IUCD) – Spirale
KiGGS	Langzeitstudie des RKI zur gesundheitlichen Lage der Kinder und Jugendlichen in Deutschland
LAM	Lactational Amenorrhea Method (Laktationsbedingtes Ausbleiben der Regelblutung)
LH	Luteinisierendes Hormon
LLL	La Leche Liga (für Deutschland; international: La Leche League)
MRI	Max-Rubner-Institut
NSK	Nationale Stillkommission
P.I.H.	Prolaktin hemmendes Hormon
p.p.	post partum/postpartal (nach der Entbindung)
RKI	Robert-Koch-Institut
SuSe	Studie »Stillen und Säuglingsernährung in Deutschland« des FKE im Auftrag der DGE gefördert durch das BMEL

Abkürzungsverzeichnis

TFR	Fruchtbarkeitsrate
UN	United Nations (Vereinte Nationen)
UNICEF	United Nations Children's Fund (Kinderhilfswerk der Vereinten Nationen)
USAID	United States Agency for International Development (Entwicklungshilfeagentur der Vereinigten Staaten)
WHO	World Health Organisation (Weltgesundheitsorganisation)

1 Zurück in die Fruchtbarkeit

Die weibliche Fruchtbarkeit ist ein Thema, das Frauen rund um den Globus während ihrer fortpflanzungsfähigen Jahre von der Menarche bis zur Menopause Zyklus für Zyklus neu beschäftigt. Das Wahrnehmen der Fruchtbarkeitsvorgänge am eigenen Körper anhand zyklisch auftretender Symptome, die Wiederkehr der Periodenblutung, schwanger werden oder nicht, Verantwortung für Familienplanung und die Rückkehr der Fertilität nach einer Entbindung sind einige ihrer Themen.

Was bis heute kaum in das öffentliche Bewusstsein gedrungen ist, das ist die Tatsache, dass Fragen der Familienplanung und damit der Anwendung kontrazeptiver Methoden partnerschaftlich zu lösen sind. Denn es geht stets um die gemeinsame Fruchtbarkeit von Mann und Frau, die erst eine Schwangerschaft ermöglicht. Und da spielt die mehrtägige Befruchtungsfähigkeit der Spermien gegenüber der nur maximal einen Tag überlebenden Eizelle eine entscheidende Rolle.

Auch wenn westliche Ideen über »Gender Equality and Equity« bis in die letzten Winkel dieser Erde gedrungen sind und 1995 im Abschlussdokument der UN-Weltfrauenkonferenz von Peking (United Nations Digital Library) das Recht der Frauen auf Selbstbestimmung und Entscheidungen über das eigene Leben von den Mitgliedsstaaten festgeschrieben wurde, haben in vielen paternalistisch geprägten Kulturen, vor allem im afrikanischen und asiatischen Raum, die männlichen Partner immer noch die Entscheidungshoheit über die gelebte Sexualität, Kinderzahl und die Anwendung kontrazeptiver Methoden, was die Lebensperspektive von Frauen entscheidend beeinflusst.

Hier kommt in der Zeit nach der Entbindung dem Stillen eine wichtige Rolle zu. Schwangerschaft, Entbindung, Wochenbett und die Geburtenabstände bleiben nicht ohne Auswirkung auf die Gesundheit der jeweiligen Frauen und ihrer Kinder. Deshalb setzen sich internationale Organisationen wie die Weltgesundheitsorganisation (WHO) ausdrücklich für Stillförderung ein. Auch deshalb, weil Stillen eine der wesentlichen Einflussgrößen für die Rückkehr der Fruchtbarkeit und damit für die Geburtenabstände (child spacing) darstellt.

1 Zurück in die Fruchtbarkeit

1.1 Stillen, ein Rundum-Paket

Stillen ist ein echtes Rundum-Angebot für Mutter und Kind. Neben den Vorteilen, dass Muttermilch optimal auf die Bedürfnisse des Säuglings abgestimmt ist, das Kind vor diversen Infektionen schützt und Mutter und Kind in den Monaten des Stillens eine liebevolle Nähe erfahren lässt, ist Stillen die älteste natürliche Methode der Empfängnisregelung überhaupt.

Vor Einführung der modernen hormonellen Kontrazeptiva war Stillen mit allen damit verbundenen kulturellen Vorgaben weltweit der Hauptfaktor, der den Abstand zwischen zwei Schwangerschaften beeinflusst hat. Frauen, die nicht stillen, regelmäßig Verkehr haben und keine Kontrazeptiva benutzen, sind in der Regel in weniger als sechs Monaten nach der Entbindung wieder schwanger. Vollstillende Frauen haben dagegen Geburtenabstände von zwei Jahren und mehr. In den sogenannten Entwicklungsländern, wo vor allem im ländlichen Raum die meisten Frauen noch mehr als 12 Monate stillen, werden auch heute noch mehr Schwangerschaften durch Stillen vermieden als durch alle anderen Methoden.

Auch in Europa war Stillen bis in die Industrialisierung hinein eine wichtige Einflussgröße für den Abstand zwischen zwei Schwangerschaften. Überlebte das Kind die ersten Wochen bzw. Monate nicht, erfolgte die nächste Schwangerschaft in einem engeren Zeitraum, was wiederum die Geburtenrate entsprechend erhöhte.

Wie stark Stillen die Fertilität einer Bevölkerung beeinflusste und es bis heute tut, lässt sich auch am Ammenwesen (»wet-nursing«) ablesen. So hatten die adeligen Familien, speziell die Königshäuser, meist eine hohe Kinderzahl. Bekannte Beispiele sind Kaiserin Maria Theresia von Österreich und Königin Viktoria von England.

1.2 Stillförderung ist Gesundheitsförderung für das Kind

Über Jahrhunderte gehörte Stillen zu den entscheidenden weiblichen Erfahrungen und Kompetenzen, die unterstützt durch Hebammen und weise Frauen von den Müttern auf die Töchter übergingen. Mit der Einführung der adaptierten Säuglingsnahrung und der Verlagerung der Stillberatung in die gynäkologische Sprechstunde hatte Stillen dann über viele Jahrzehnte den Geruch des ausreichend »natürlichen« und die Frauen das damit verbundene Wissen – auch um den Einfluss auf die postpartale Fertilität – verloren.

Viele Studien in den Entwicklungsländern haben gezeigt, dass lange Stillphasen Vorteile sowohl für das gestillte als auch für die folgenden Kinder haben. Die gestillten Kinder gedeihen besser und erfahren eine größere Zuwendung und Nähe durch die Mutter. Wenn dann nach einem guten Abstand eine erneute Schwangerschaft eintritt, kann die Mutter dem neuen Kind mehr Zeit widmen und es auch besser ernähren.

1.3 Große Studien zu Stillen und Fertilität

Mit der Renaissance des Stillens in den 1970er-Jahren in den Ländern der westlichen Welt und einer Stillförderung in den sogenannten Entwicklungsländern durch internationale Organisationen wie Family Health International und WHO zur Bekämpfung der Säuglings- und Müttersterblichkeit war das Thema Stillen und Familienplanung durch Stillen plötzlich wieder aktuell.

Zahlreiche Forscherinnen und Forscher haben sich deshalb in den 1980er- und -90er-Jahren in großen Feldstudien dem Thema »Breastfeeding and return of fertility« gewidmet. Namen wie Anna Flynn (England), Barbara Gross (Australien), Kathy Kennedy (USA), Miriam Labbok (USA), Suzanne Parenteau-Carreau (Kanada) und Alfredo Perez (Chile) und andere sind eng mit den Studien zur Rückkehr der Fruchtbarkeit in der Stillzeit verbunden. Die Herausforderungen bei der Durchführung der Studien rund um den Globus, teilweise in ausgeprägt »rural areas«/ländlichen Landstrichen, lassen sich heute kaum noch nachvollziehen.

> **Internet & Co**
> 1989 Geburtsstunde des Worldwide Web – www
> 1993 das Internet wird für jeden nutzbar
> 1997 Google geht ans Netz

Diese Studien an hunderten von Frauen in den unterschiedlichen Kulturkreisen fielen in eine Zeit, in der die Daten vielfach noch mit »Papier und Bleistift« dokumentiert, auf dem Einzel-PC erfasst, und teilweise noch mit leistungsstarken Taschenrechnern ausgewertet wurden. Das Internet steckte gerade erst in den Kinderschuhen, der weltweite Datenaustausch fand zum Teil per Fax, zum Teil per Diskette statt, und »Google« war Zukunftsmusik.

Auch in Deutschland wurde in Kooperation mit der Arbeitsgemeinschaft Freier Stillgruppen (AFS) in den 1980er-Jahren die Fragestellung »Stillen und Fruchtbarkeit« im Rahmen eines größeren Forschungsvorhabens untersucht (Sottong et al. 1991).

Die in diesen großen Studien weltweit gesammelten Daten sind 1988 in Bellagio/Italien diskutiert worden und in die »Lactational Amenorrhea Method« (LAM) eingeflossen. LAM wird bis heute teilweise unter der Überschrift »Bellagio Consensus« zitiert und weltweit für die Stillzeit als Methode der Empfängnisregelung für den Übergang empfohlen.

1.4 Was macht die Studien so bedeutungsvoll?

Durch die Entdeckung des menschlichen Prolaktins (das sogenannte Milchbildungshormon) (▶ Kap. 5) und seinen Einfluss auf den weiblichen Zyklus in den 1970er-Jahren hatte sich eine physiologische Erklärungsmöglichkeit für die Prolaktin-abhängige zeitweilige »Infertilität« unter dem Einfluss des Stillens nach der Entbindung, den verzögerten Eintritt des Zyklus und die Geburtenabstände aufgetan. Doch die Frage blieb, was die Fruchtbarkeit neben dem Stillverhalten und der dadurch ausgelösten Prolaktin-Ausschüttung beeinflusst. Es gab zahlreiche Vermutungen wie mütterliche Ernährung, Lebensgewohnheiten, Sexualverhalten, Koitus-Tabus etc.

Passend zu den diversen Fragestellungen haben die verschiedenen Disziplinen an diesen Fragestellungen gearbeitet: Ärztinnen und Ärzte, Hebammen, Gesundheitswissenschaftler, Ethnologen, Sozialwissenschaftler, Pflegefachkräfte, um nur einige zu nennen. Besonders interessant waren die Studien zu den unterschiedlichen Kulturkreisen, die ohne sexuelle Tabus und in Ermangelung künstlicher Verhütungsmittel eine stillbedingte »Infertilität« von zwei und mehr Jahren aufwiesen.

Aufgrund der mannigfachen Studienergebnisse schälten sich vier wesentliche Erkenntnisse heraus:

1. Stillen korreliert eng mit einer eingeschränkten postpartalen Fertilität, die wiederum mit der Dauer der Amenorrhoe (Ausbleiben der Regelblutung) korreliert.

2. Die Hemmung der Ovulation (Eisprung) durch die durch Prolaktin hervorgerufene Unterdrückung der Gonadotropine, der Hormone der Hirnanhangdrüse, die den Eisprung auslösen, stellt den Schlüsselfaktor zum Verständnis der Vorgänge in der Stillzeit dar.
3. Die Dauer der laktationsbedingten Amenorrhoe ist abhängig vom regelmäßigen Saugen an der Brust. Mütter, die ihr Kind häufig anlegen und es auch nachts stillen, haben eine deutlich längere Phase der Amenorrhoe als diejenigen, die ziemlich rasch das Stillen reduzieren und zusätzliche Nahrung/ Beikost einführen.
4. Die laktationsbedingte Amenorrhoe ist ein wichtiger Beitrag zur »overall fertility« (Gesamtfertilität/allgemeine Fruchtbarkeit), die sich in der Familiengröße abbildet, besonders in den Ländern, wo künstliche Verhütungsmittel nicht in ausreichender Menge zur Verfügung stehen und/oder auch nicht akzeptiert werden.

1.5   Stillen und Fertilität gestern und heute

Die wesentlichen Studien zu Stillen und Fertilität sind nahezu alle in den 1970er- und -80er-Jahren durchgeführt worden. Seitdem hat sich manches in den beforschten Kulturen und Ländern verändert.

Westlich geprägte Lebens- und Ernährungsgewohnheiten haben Einzug gehalten und die Lebensweise nicht immer nur zum Vorteil der Menschen vor Ort verändert. Kürzere Stillzeiten, ein früher Übergang zum Teilstillen und ein ergänzendes Angebot von Fertignahrung sind die Folge mit allen Konsequenzen für die Gesundheit von Mutter und Kind. In manchen Landstrichen und Kulturen ist ein eher westlicher Lebensstil eingezogen, andere grenzen sich ab und leben wieder streng traditionell. Auch die weltweiten Wanderungsbewegungen sind nicht ohne Einfluss auf kulturelle Gewohnheiten geblieben.

Doch das tut den zahlreichen Studienergebnissen keinen Abbruch. Zum einen haben sie die Erkenntnisse zum Einfluss des Stillens auf die Fruchtbarkeit entscheidend bereichert, zum anderen zeigen sie Alternativen auf, wenn Lieferengpässe, strukturelle Verteilungsprobleme, ökonomische Herausforderungen, Lockdowns, Kriege und Naturereignisse die Frauen von der Versorgung durch moderne Kontrazeptiva abschneiden.

1.6 Stillverhalten in Deutschland

Stillen ist auch in Deutschland ein wichtiges Thema, ob in Entbindungskliniken, Geburtshäusern und in der Geburtsvorbereitung und hat seit den 1990er-Jahren kontinuierlich zugenommen. Gründe sind neben einem zunehmend breiten ökologischen Bewusstsein die Tatsache, dass Stillen zu jeder Zeit und an jedem Ort – ob am Strand, im Flieger, bei festlichen Ereignissen oder ganz schlicht zum Frühstück in den eigenen vier Wänden – warme, keimfreie, nährstoffreiche Milch kostenfrei liefert, die sich automatisch an die Bedürfnisse des Säuglings anpasst.

Organisationen wie La Leche Liga (LLL), die Arbeitsgemeinschaft Freier Stillgruppen (AFS), der BDL-Berufsverband Deutscher Laktationsberaterinnen IBCLC e. V., der Deutsche Hebammenverband e. V. mit seinen Landesverbänden (DHV), der Bund freiberuflicher Hebammen Deutschlands e. V. (BfHD), der Verband der Beleghebammen e. V., der Deutsche Fachverband für Hausgeburtshilfe e. V. (DFH) und die Nationale Stillkommission engagieren sich für das Stillen und werden dabei von medizinischer Seite positiv unterstützt.

Was noch Luft nach oben hat, das ist eine effiziente Beratung in Sachen Stillen und Familienplanung. Ob LAM oder Methoden der Fertility Awareness – die wenigsten Expertinnen und Experten trauen den Sicherheitsangaben zu diesen Vorgehensweisen aufgrund der Studienlagen. Dabei betrifft Familienplanung in der Stillzeit eine besondere Phase im Leben einer Frau. Durch die Geburt eines Kindes verändert sich die persönliche und partnerschaftliche Situation gravierend. Zudem stellt sich nach neun Monaten Schwangerschaft wieder die Frage nach der Wahl eines Verhütungsmittels und, wenn die Frau stillt, ab wann sie sich wieder damit befassen muss. Bei manchen Stillfrauen kann die Rückkehr des Zyklus Monate bis über ein Jahr dauern.

Mit anderen Worten: Bis der Zyklus wieder einsetzt, benötigen viele stillende Frauen eigentlich weniger eine Verhütungsmethode, egal welcher Art, sondern eine Vorstellung von ihrer postpartalen Empfängnisfähigkeit, das Wissen um die damit verbundenen Zeichen ihres Körpers (Fertility Awareness), Informationen, wie sie diese bewerten können und eine gute Begleitung durch ihr Umfeld – Ärztinnen und Ärzte, Hebammen, Stillberaterinnen und auch durch den Partner und ihre Familie.

Keine einfache, aber eine lösbare Aufgabe.

2 Rund ums Stillen

2.1 Bedeutung des Stillens für die Gesundheit von Mutter und Kind

Muttermilch ist im ersten Lebenshalbjahr die ideale Form der Ernährung für den Säugling und deckt alle Ernährungsbedarfe ab.

Weltweit werden mehr als 80 % der Neugeborenen mit Muttermilch ernährt (Koletzko B et al. 2016, Victora CG et al. 2016). Die Stillraten variieren dabei signifikant. In den ärmeren Ländern wird mehr gestillt als in den wohlhabenden. Schätzungen zufolge könnte aber weltweit jedes Jahr der Tod von 823.000 Kindern und von 20.000 Müttern durch Stillen verhindert werden (Victora 2016).

Gerade in den Entwicklungsländern gefährdet die industriell hergestellte »künstliche« Säuglingsernährung die Gesundheit und das Leben der Kinder. Wenn nicht ausreichend Geld vorhanden ist und die Kinder Milchersatzflüssigkeiten oder »gestreckte Milch« erhalten, also weniger Milchpulver pro Mahlzeit für die Zubereitung der Flaschenmilch verwendet wird, führt das zu einer Mangelernährung mit allen gesundheitlichen Konsequenzen.

Des Weiteren sind die Lebensbedingungen oft so, dass die hygienische Zubereitung der Milch nicht gewährleistet ist und die Kinder dadurch an Durchfall-Erkrankungen leiden. Der oftmals vorzeitige Tod der Kinder führt dann wiederum zu einer Verkürzung des Geburtenabstands mit allen gesundheitlichen Folgen für die Mutter.

In den Entwicklungsländern haben zahlreiche Untersuchungen gezeigt, dass auch unterernährte Mütter ihre Kinder ausreichend durch Stillen ernähren können und die Ernährung der Mutter wenig Einfluss auf die Geburtenabstände hat (Delgado 1978; Population Report 1984). Allerdings ist der Gehalt von Fetten und Mineralien in der Muttermilch bei unterernährten Müttern niedriger. Auch ist die Zusammensetzung der Muttermilch in ländlichen Gebieten saisonalen Schwankungen unterworfen, wie u. a. eine Studie an Stillmüttern in Gambia gezeigt hat (Population Report 1984). Dort, in der ernährungsarmen Regenzeit, sind die Milchmenge um ein Drittel und auch der Fett- und Vitamingehalt um ein Drittel vermindert.

Allerdings wird dadurch nicht die Zeit bis zur ersten Ovulation verkürzt. Die mütterliche Milchmenge wird über einen negativen Feedback-Mechanismus gesteuert. Je niedriger das Nahrungsangebot umso höher die Prolaktinspiegel (Lunn et al 1985). Diese erhöhten Prolaktinspiegel (Hyperprolaktinämie) der unterernährten Mutter verlängern über die Hemmung der Achse Hypothalamus-Hypophyse-Ovarien die Laktationsamenorrhoe (stillbedingtes Ausbleiben der Regelblutung).

Die Bedeutung des Stillens in Ländern mit niedrigem und mittlerem Einkommen ist allgemein anerkannt, während über die Bedeutung des Stillens in Ländern mit hohem Einkommen weniger reflektiert wird. Von wenigen Ausnahmen abgesehen ist die Stilldauer in Ländern mit hohem Einkommen kürzer als in Ländern mit geringem Einkommen. Neuere epidemiologische und biologische Erkenntnisse aus dem letzten Jahrzehnt erweitern das Wissen um die bekannten Vorteile des Stillens für Frauen und Kinder, unabhängig davon, ob sie reich oder arm sind.

2.2   Mutter-Kind-Beziehung

Stillen ist aber mehr als die Frage der Ernährung. Bereits in der Schwangerschaft entwickelt sich ein enger Kontakt zwischen dem ungeborenen Kind und der Mutter, der im Anschluss an die Geburt intensiviert wird. Durch den Hautkontakt von Mutter und Kind nach der Geburt und das Saugen an der Brust entsteht eine enge Beziehung, die unter dem englischen Begriff »Bonding« zusammengefasst wird. Entwicklungspsychologen gehen davon aus, dass dies ein fundamentaler und prägender Prozess ist, der in hohem Maß bestimmt, wie ein Kind später Beziehung erlebt.

Das Neugeborene, das aus seiner vertrauten und engen Umgebung in der Gebärmutter plötzlich in einen großen »grenzenlosen« Raum überführt worden ist, erlebt die Nähe zur Mutter und, v. a. auch beim Stillen, Schutz und Zuwendung. So erklärt sich, warum die Brust nicht nur für eine ausreichend gesunde Ernährung steht, sondern auch für einen tröstenden und schutzgebenden Ort.

Bei der Stilldefinition, also die Art und Weise wie gestillt wird, fließen diese Überlegungen ein. Nimmt die Mutter ihr Kind »nur« an die Brust, um es ausreichend zu sättigen, oder dient die Brust auch als »emotionale Andockstation« und Schnuller-Ersatz? Egal, es zählen jeweils der Kontakt und das Saugen an der Brust.

2.3 Empfehlungen der Weltgesundheitsorganisation (WHO)

Da Stillen viele gesundheitliche Vorteile für die Säuglinge (Dewey et al. 1995, Duijts et al. 2010, Halken 2004, Huffmann 1990, Murphy et al. 2023) und ihre Mütter hat, wird von der Weltgesundheitsorganisation (WHO) in den ersten sechs Lebensmonaten das ausschließliche Stillen als die optimale Form der Ernährung für Säuglinge empfohlen.

Als Gründe werden aufgeführt:

- Stillen ist die natürliche und optimale Ernährung des Säuglings. Keine noch so adaptierte künstliche Nahrung ist so gut auf die Bedürfnisse des Kindes abgestimmt wie die mütterliche Mich.
- Muttermilch liefert die gesamte Energie und alle Nährstoffe, die der Säugling in den ersten Lebensmonaten benötigt, und deckt auch bis ins 2. Lebensjahr bis zu einem Drittel des Nährstoffbedarfs des Kindes.
- Muttermilch ist die effizienteste und kostengünstigste Ernährung überhaupt, unabhängig von Lieferketten und Versorgungsengpässen, stets verfügbar und keimfrei.
- Muttermilch enthält Immunglobuline, die als spezifische Antikörper gegen Bakterien und Viren wirken, und stickstoffhaltige Oligosaccharide, die wichtig sind für die Darmflora des Säuglings und für den sauren PH des Muttermilchstuhls.
- Gestillte Kinder erkranken in den ersten Lebensjahren seltener an Durchfall- und Atemwegserkrankungen sowie Mittelohrentzündungen.
- Gestillte Kinder sterben seltener am plötzlichen Kindstod.
- Gestillte Kinder sind seltener übergewichtig und neigen im späteren Leben weniger zu Diabetes.
- Stillen stärkt die emotionale Bindung von Mutter und Kind und fördert das Wohlbefinden.

Auch für Mütter hat das Stillen positive Effekte Die positiven Effekte für die Mutter sind durch zahlreiche Studien (Abou-Dakn 2018; Binn et al. 2016; Chowdhury 2015) belegt. Das Stillen

- führt im Wochenbett zu einer schnelleren Rückbildung der Gebärmutter und beugt so einem größeren Blutverlust und Infektionen vor;

- trägt zu einem geringeren Risiko für Diabetes (sowohl Typ 1 als auch Typ 2), Fettleibigkeit, Bluthochdruck, Herz-Kreislauf-Erkrankungen, Hyperlipidämie und einige Arten von Krebs bei;
- bietet in den ersten Monaten bei vollem Stillen einen guten Empfängnisschutz und ermöglicht in vielen Entwicklungsländern Geburtenabstände von zwei Jahren und mehr.

2.4 Nationale Stillkommission in Deutschland

Die Nationale Stillkommission wurde 1994 am Robert-Koch-Institut gegründet. 1999 wurde sie dem damaligen Bundesinstitut für gesundheitlichen Verbraucherschutz und Veterinärmedizin (BgVV) angegliedert und hatte von 2002 bis 2019 ihren Sitz im Bundesinstitut für Risikobewertung (BfR).

Seit 2019 ist die Nationale Stillkommission (NSK) an das Max-Rubner-Institut (MRI) angebunden. Dieser Wechsel hängt mit dem im Februar 2019 eröffneten Institut für Kinderernährung am MRI und dessen Forschungen zum Ernährungsverhalten von Kindern und Jugendlichen von der Geburt bis zum 18. Lebensjahr und zu frühen Einflüssen auf das Risiko für Übergewicht und ernährungsbedingte Erkrankungen zusammen.

Hauptaufgabe der Nationalen Stillkommission ist die Förderung des Stillens in Deutschland. Die Kommission berät die Bundesregierung, gibt Richtlinien und Empfehlungen heraus und unterstützt Initiativen zur Beseitigung bestehender Stillhindernisse.

Empfehlung der Nationalen Stillkommission

Die Nationale Stillkommission hat 2004 vor dem Hintergrund der Empfehlungen der WHO (2001) folgende Empfehlung zum ausschließlichen Stillen gegeben:

- Ausschließliches Stillen in den ersten 6 Monaten ist für die Mehrzahl der Säuglinge die ausreichende Ernährung.
- Beikost sollte – in Abhängigkeit vom Gedeihen und der Essfähigkeit des Kindes – nicht später als zu Beginn des 7. Lebensmonats und keinesfalls vor dem Beginn des 5. Monats gegeben werden.

Die Nationale Stillkommission leistet keine individuelle Beratung bei Stillproblemen oder gesundheitlichen Problemen während der Stillzeit. In diesen Fällen sind die Hebammen, Stillberaterinnen wie auch Ärzte und Ärztinnen die besten Ansprechpartner.

> **Empfehlung der Deutschen Gesellschaft für Kinder- und Jugendmedizin**
> »Stillen ist die natürliche Säuglingsernährung und hat vielfältige gesundheitliche Vorteile für Mutter und Kind. Abwehrstoffe in der Muttermilch schützen vor Infektionskrankheiten. Beim Stillen entsteht ein enger körperlicher Kontakt zwischen Mutter und Kind. Empfohlen ist das ausschließliche Stillen in den ersten vier bis sechs Lebensmonaten. Auch nach der Einführung von Beikost, spätestens mit Beginn des 7. Lebensmonats, soll weiter gestillt werden. Mutter und Kind bestimmen, wann das Stillen beendet wird.«

2.5 Stillverhalten in Deutschland

In der alltäglichen Praxis zeigt sich, dass das Stillen zwar insgesamt in der Bevölkerung und von den angehenden Müttern positiv bewertet wird, dass aber das Stillverhalten in den Monaten nach der Entbindung signifikant rückläufig ist.

Ergebnisse der repräsentativen »Studie zur Gesundheit von Kindern und Jugendlichen in Deutschland« (KiGGS Welle 2) zeigen, dass 87 Prozent aller Frauen mit dem Stillen zwar beginnen, jedoch nur 13 Prozent aller Mütter bis zum vollendeten sechsten Monat voll stillen (▶ Infobox 1).

Infobox 1: Ergebnisse der repräsentativen »Studie zur Gesundheit von Kindern und Jugendlichen in Deutschland« (KiGGS Welle 2) aus den Jahren 2014 bis 2017 des Robert Koch-Instituts (RKI)

- Stillabsicht: 90 % der Frauen
- Frühe postpartale Phase: Stillbeginn 87 %
- Bis 6. Monat ausschließliches Stillen
  - initial 68 %
  - bis Ende 2. Monat 57 %
  - bis Ende 4. Monat 40 %
  - bis Ende 6. Monat 13 %

2 Rund ums Stillen

Diesen Verlauf zeigt auch die Folgeerhebung der Studie »Stillen und Säuglingsernährung in Deutschland« (SuSe II) aus den Jahren 2017/18.

Mit 87 % Einstiegsquote liegt Deutschland im unteren Bereich. In Schweden lag die Einstiegsrate fürs Stillen im Jahr 2016 bei 98 % (Victora et al 2016).

Die Gründe für das vorzeitige Abstillen oder das Einführen von Beikost sind vielfältig. Sie reichen von der persönlichen Verunsicherung der Mutter (»Das Kind schreit, weil es nicht satt wird.«), über mangelnde Unterstützung durch den Partner bis hin zu der Frage, welche Familienplanungsmethode denn angemessen ist.

In der Studie gaben die Mütter, die weniger als sechs Monate gestillt hatten, als Gründe an:

- »zu wenig Muttermilch«
- »Brustentzündung«
- »gesundheitliche Probleme«
- »Kind wollte nicht mehr«
- »sonstige Gründe«

Die Rückkehr der Mutter in den Beruf war mit unter fünf Prozent bis zum sechsten Lebensmonat des Säuglings eher selten der Grund.

Weitere Studien zeigten, dass der Bildungsstatus der Mutter einen großen Einfluss auf die Bereitschaft zum Stillen hatte. Je höher der Bildungsstatus, desto größer die Bereitschaft zum Stillen und desto länger die Stillzeit. Auch das Alter der Mutter bei der Geburt beeinflusste das Stillverhalten. Ältere Mütter stillten häufiger als jüngere.

2.6 Bedeutung des Stillens für die postpartale Fertilität

1983 publizierte die WHO bereits eine Studie, die zeigte, dass das Ausbleiben des Eisprungs (Anovulation) in Verbindung mit einer Amenorrhoe (Ausbleiben der Regelblutung) durch Vollstillen eine wichtige Größe für die Regulierung der Geburtenabstände (birth-spacing) in der Dritten Welt darstellt. Der kontrazeptive (empfängnisvermeidende) Effekt durch Stillen erwies sich in vielen Ländern als effektiver als durch jede in Frage kommende Verhütungsmethode. Die Wahrscheinlichkeit für eine unbeabsichtigte Schwangerschaft in den ersten 12 postpartalen Monaten wurde mit 5 bis 10 % angegeben, was nicht höher ist als die Rate bei Anwendung hormoneller Kontrazeptiva in diesen Ländern (WHO 1983).

Was u. a. aber die Vergleichbarkeit und Bewertung der zahlreichen Still-Studien erschwert, ist die Frage, von welchem Stillen bei den Untersuchungen ausgegangen wird, denn die Vorgehensweisen beim Stillen können stark variieren.

2.7 Still-Definition durch Nationale Stillkommission

Die Nationale Stillkommission unterstreicht die Notwendigkeit einheitlicher Begriffsbestimmungen zur Säuglingsernährung (BfR 2007) und hat auf der Grundlage von Berichten der Weltgesundheitsorganisation (WHO 1991; 2003) einheitliche Definitionen zur Säuglingsernährung für den deutschen Sprachraum erarbeitet. Hier eine Auswahl:

- Ernährung des Kindes durch Stillen = *breastfeeding*. Trinken von Muttermilch an der Brust.
- Flaschenernährung = *bottle feeding*. Jegliche Nahrungsaufnahme, auch Muttermilch, mittels Saugflasche.
- Stillen nach Bedarf (ad libitum) = *breastfeeding on demand (demand feeding)*. Das Kind darf so oft und so lange trinken, wie es möchte. Das schließt nicht aus, dass die Mutter ihr Kind wecken kann, wenn die Brust spannt und sie das Bedürfnis hat, ihr Kind anzulegen, auch wenn das Kind noch kein Hungerzeichen gegeben hat.
- Ausschließliches Stillen = *exclusive breastfeeding (EBF)* (gegebenenfalls zusätzlich Medikamente, Vitamine, Mineralstoffe)
- Ausschließlich Muttermilch = *exclusive human milk feeding*
- Ausschließlich Mutter- und/oder Spendermilch = *exclusive mother's-/donor milk feeding*
- Überwiegendes Stillen = *predominant breast feeding* (wie ausschließliches Stillen aber zusätzlich mit Flüssigkeiten, z.B. Wasser, Tee, Zuckerlösung)
- Vollstillen = Summe von ausschließlichem und überwiegendem Stillen
- Teilstillen = *partial breastfeeding* (Muttermilch und dazu Muttermilchersatz oder Beikost oder beides)

- Muttermilchersatz = *breast milk substitute* (industriell oder selbst hergestellte Säuglings[milch]nahrung unabhängig von der Eignung)
- Säuglingsanfangsnahrung = *infant formula* (industriell hergestellte Nahrung, die gesetzlichen Vorgaben entsprechen muss und von Geburt an gefüttert werden kann)

2.8 Stilldefinition durch Cochrane

Im Gegensatz zur Nationalen Stillkommission fassen sich die Autoren bei Cochrane relativ kurz. Beim Stillen nach Bedarf (auch Stillen »ad libitum« oder »on demand« genannt) bestimmt das Kind, wann es gestillt wird. Die andere Variante wird von der Uhr bestimmt und ist bekannt als Stillen nach der Uhr, also nach einem Schema, das zeitlich festgelegt und begrenzt ist (Cochrane 2016):

»Ab dem frühen 20. Jahrhundert wurde Frauen in vielen Gesundheitssystemen geraten, nach der Uhr zu stillen und dabei die Zeiten festzulegen sowie die Häufigkeit und Dauer der Stillmahlzeiten zu begrenzen. Dieser Rat beruhte auf dem Schema für das Füttern mit der Flasche.

Diese Vorgehensweise änderte sich, als Baby-geleitetes oder Stillen nach Bedarf (on demand) empfohlen wurde. Beim Stillen nach Bedarf wird die Milchproduktion durch den Bedarf des Kindes bestimmt. Dann kontrolliert das Kind das Milchangebot und stellt sicher, dass seinen Bedürfnissen entsprechend genug Milch produziert wird.

Mit diesem Ansatz wird der enge Kontakt zwischen Mutter und Kind gefördert, ohne ihre gemeinsame Zeit einzuschränken. Allerdings ist die Mutter nicht immer in der Lage, ihr Kind nach Bedarf zu stillen. So kann sie aus irgendeinem Grund von ihrem Kind getrennt werden. Es kann auch Unsicherheit bei der Mutter entstehen, ob und wann ihr Kind nicht gestillt werden muss.«
(Cochrane 2016)

2.9 Barbara Gross und Co.

In der Literatur hat der Begriff »Ökologisches Stillen« Eingang gefunden (Gross et al 1983; Gross et al 1987). Unter ökologischem Stillen wird verstanden:

- Abgestimmt auf die kindlichen Bedürfnisse.
- Keine Zugabe von Nahrung, ob fest oder flüssig, bis das Kind mindestens 5 Monate alt ist.
- Nächtliches Stillen.
- Kein festes Stillschema; das Kind bestimmt die Abstände (»on demand«).
- Stillen dient auch der Beruhigung des Kindes.
- Kein Schnuller o. ä.

2.10 Bellagio Consensus

Da das ökologische Stillen nicht auf alle Mütter zutrifft und um die internationalen Studien vergleichbar zu machen, wurde im Nachgang zur Bellagio-Konferenz zum Stillen (Bellagio 1988) auf einer Expertentagung unter der Leitung der »Interagency Group for Action in Breastfeeding« eine Übereinstimmung getroffen, die das unterschiedliche Stillverhalten definiert (Labbok et al 1990) und die Grundlage für die LAM-(Lactational Amenorrhea Method) Anwendung liefert.

Expertenschema:

- *Vollstillen* – exklusives, ausschließliches Stillen ohne flüssige oder feste Zusatzkost.
- *Nahezu Vollstillen* – gelegentliche Gabe von Vitaminen, Mineralstoffen, Wasser, Saft, oder rituelle Beikost, die aber keine Stillmahlzeit ersetzt.
- *Teilstillen*
  - hochfrequent (mehr als 80 % in Form von Muttermilchernährung)
  - mittelfrequent (20 bis 80 % in Form von Muttermilchernährung in 24 Stunden)
  - niedrigfrequent (weniger als 20 %)
- *Belohnungs- oder Beruhigungsstillen* – ohne Ernährungsfunktion, dient nur der Beruhigung des Kindes, Teilstillen unter 10 %.

Es bestand Einigkeit, dass der Begriff Stillen allein nicht ausreicht, um die verschiedenen Varianten der Stillpraxis hinlänglich zu beschreiben, und dass es einen Konsens über eine Standard-Nomenklatur geben muss, mit der alle Wissenschaftler und Agenturen, die zum Thema Stillen unterwegs sind, arbeiten können. Diese Nomenklatur sollte dem Ganzen damit sozusagen einen

Rahmen geben, der es ermöglichte, sich verstärkt fürs Stillen einzusetzen. Angemerkt wurde u. a., dass allein mit der Beigabe von Wasser das Risiko für eine Durchfallerkrankung erhöht wird und schon deswegen das Vollstillen zu favorisieren ist.

In Ergänzung zu diesen verschiedenen Kategorien wurde empfohlen, eine detaillierte Still-Dokumentation mit folgenden Inhalten zu führen:

- Postpartale Zeit oder Alter des Kindes.
- Stillfrequenz einschließlich Informationen wie während des Tages und/oder der Nacht.
- Stilldauer, entweder als durchschnittliche Dauer der Stillmahlzeiten oder als Gesamtzeit/Tag.
- Stillintervalle, entweder als durchschnittliches Intervall oder das längste Intervall zwischen zwei Mahlzeiten.
- Schnuller, Sauger o. ä., sowie Stillhütchen.
- Abpumpen oder Ausdrücken von Milch.
- Zeitpunkt sowie Art und Weise ergänzender Kost, die das Stillmuster beeinflusst.

In den Stillstudien im Anschluss an Bellagio und dem Einführen von LAM sind in der Regel diese Zusatzinformationen erfasst worden.

2.11 Stillförderprogramme – Wer informiert wen?

Nicht erst seit Bellagio und den Folgeforschungsprojekten zur breiten Information über die Sicherheit und Anwendbarkeit von LAM im Alltag und die Vorteile des Stillens, kam die Frage auf, wer wen informiert und wie die Mütter spätestens im Kontext mit der Entbindung informiert und beraten werden.

Noch im Vorfeld von Bellagio hatte Janet Tognetti für das »Office of Nutrition« der United States Agency for International Development (USAID) ein Hintergrunddokument zu dieser Frage erarbeitet: »Background Paper for a retrospective and prospective Look at International Breastfeeding Promotion Programs«.

Bei ihrer Analyse von 30 Stillförderprogrammen unterschied sie zwischen Programmen, die sich auf die Krankenhausumgebung beziehen, solchen, die

die Stillfrau mit ihrem sozioökonomischen Status und deren Berufstätigkeit im Blick haben, und Unterweisungsprogrammen.

Gerade Frauen der unteren Einkommensgruppen mit langer Abwesenheit von der häuslichen Umgebung und großer Entfernung zum Arbeitsplatz haben Probleme, ihre Berufstätigkeit mit dem Stillen ihres Kindes in Einklang zu bringen. In den untersuchten Jahren waren es vor allem die sich gemeindenah organisierenden Selbsthilfegruppen wie La Leche League, die aktiv Stillförderung betrieben haben.

Obwohl die großen internationalen Organisationen sich ausdrücklich für das Stillen aussprechen, fehlte die Brücke zwischen theoretischer Erkenntnis und der aktiv betriebenen Unterstützung in der Praxis. Darüber hinaus fokussierten viele Programme auf die urbane Umgebung und die Motivation zur Rückkehr von der »Flaschennahrung« zum natürlichen Stillen und weniger auf die sich verändernden Lebensbedingungen in ländlichen Regionen, wo Aspekte wie ethnische Zugehörigkeit, Kultur und Religion immer noch eine, wenn auch eine kleiner werdende Rolle spielen.

Tognettis Fazit: Die Industrialisierung, Urbanisierung und kulturelle Veränderungen sind von Verhaltensweisen, Überzeugungen und Lebensstilen begleitet worden, die sich negativ auf das Stillverhalten ausgewirkt haben. Stillförderprogramme sollten breit aufgestellt sein und das Wissen über Stillen, die Haltung dazu, die konkrete Praxis und vor allem auch die Zielgruppen im Blick haben.

Neben den Stillfrauen selbst sollten wichtige soziale Player einschließlich der Politik angesprochen werden, um deren Haltung zum Stillen und damit die Inzidenz und Prävalenz des Stillens positiv zu beeinflussen.

3 Von Kirchenregistern und Grabsteinen

Wer sich die Zeit nimmt, ob in der eigenen Familie oder im Freundeskreis, Ahnenforschung zu betreiben, wird feststellen, dass die Geburtenabstände, in wissenschaftlichen Publikationen teils als Geburtenintervalle zitiert, vor zwei-, dreihundert Jahren bei zwei bis drei Jahren lagen, vorausgesetzt, die Mutter hatte keine Amme engagiert.

3.1 Ethnologen, Demographen und Fruchtbarkeit

Mit der einsetzenden Stillrenaissance und den Fragen zur Kontrazeption haben sich auch Ethnologen im Kontext der demographischen Entwicklung von Bevölkerungsgruppen u. a. intensiver mit der Frage »Fruchtbarkeit« und perinatale Sterblichkeit befasst und in alten Tauf-, Sterberegistern und Zivilstandsurkunden, die ab Ende des 18. Jahrhunderts langsam eingeführt wurden, nach Hinweisen geforscht, Friedhöfe besucht, Grabsteine gelesen und Geburts- und Sterbedaten verglichen (Müller 2002).

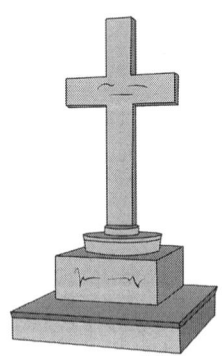

Diese Studien waren teilweise sehr aufwändig, weil die entsprechenden Daten in unterschiedlichen Registern zu finden waren, in den örtlichen Kirchen nicht immer nach demselben Schema geführt wurden und auch Daten unvollständig waren (Schmalz 2007, Schranz 2014). Denn diejenigen, die diese Register führten, waren meist Pfarrer, die neben ihrem üblichen Dienst in den kirchlichen Büchern festhielten, wer getauft wurde, wann jemand beigesetzt wurde, etc.

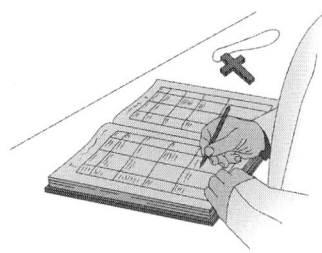

Ihre Dokumentation wurde zusätzlich durch die jeweils vorherrschenden kirchlichen Wertvorstellungen bestimmt. So wurden zum Beispiel »außer- oder voreheliche« Kinder teilweise nicht erwähnt, weil sie nicht »legal« waren. Letztlich übersichtlicher wurden die Daten erst mit der Erfassung der Ereignisse durch staatliche Stellen. Nichtsdestotrotz haben diese alten Kirchenbücher viele Erkenntnisse zur Fertilität in Abhängigkeit von bestimmten Ereignissen geliefert.

Bei diesen Studien zeigte sich also, dass z.B. bei Totgeburt oder frühem Kindstod das nächste Kind in einem relativ kurzen Abstand geboren wurde. Ein Beispiel dafür sind Untersuchungen zur Bevölkerungsstruktur Duisburgs im 18. Jahrhundert, wo sich mit elf Monaten sehr kurze Geburtenabstände finden, wenn das vorangegangene Kind innerhalb von einem Monat nach der Geburt gestorben war (Jägers 2007).

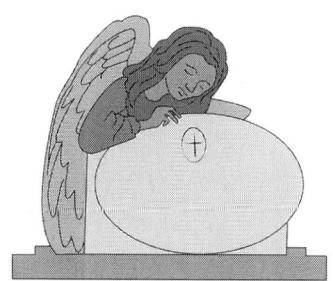

3 Von Kirchenregistern und Grabsteinen

Eine erneute Geburt erfolgte also umso schneller, je früher ein vorangegangenes Kind starb (Knodel 1967). Der Tod eines Säuglings stellte damit genauso wie der Zeitpunkt der Hochzeit einen Übergang von niedriger Wahrscheinlichkeit, schwanger zu werden, zu einer hohen Wahrscheinlichkeit dar. In diesem Zusammenhang spricht man bei »früher erneuter Schwangerschaft« von einem »Replacement Effect«: Das Paar ist bemüht, das verstorbene Kind schnellstmöglich zu ersetzen (Knodel 2002). Sowohl im Falle einer vorangegangenen Totgeburt als auch bei Todesfällen innerhalb der ersten zwei Lebensmonate stieg gleichermaßen die Wahrscheinlichkeit einer erneuten Geburt zehn bis zwölf Monate nach dem Verlust des vorangegangenen Kindes rapide an.

Dass auf der anderen Seite langes und intensives Stillen zu einer Laktationsamenorrhoe führen und somit eine weitere Empfängnis verhindern kann, war den Menschen im 19. Jahrhundert durchaus bekannt und Zeitgenossen äußerten den Verdacht, dass Frauen die Stillzeit verlängerten, um nicht erneut schwanger zu werden (Knodel 2002).

Geburtenintervalle

»Die Familiengröße bzw. die Geburtenzahl innerhalb einer Ehe wurde in der Frühen Neuzeit nicht nur durch die Ehedauer sowie das Alter der Frau bei der Geburt des ersten und letzten Kindes bestimmt. Von zentraler Bedeutung war darüber hinaus die zeitliche Geburtenfolge, welche einerseits durch das protogenetische Intervall, der Zeitspanne zwischen Heirat und Geburt des ersten Kindes, und andererseits durch die intergenetischen Intervalle, den zeitlichen Abständen zwischen den einzelnen Geburten einer Frau, definiert wird.

Divergenzen bezüglich der Länge der Geburtenintervalle und letztlich im Ausmaß der innerehelichen Fertilität beruhen zum einen auf natürlichen, biologischen – und damit teils unbeeinflussbaren – Faktoren, wie etwa unterschiedlicher Schwangerschaftsdauer, verschieden langen Ovulationszyklen, intrauteriner Mortalität, Laktations- und Hungeramenorrhöe.

Zum anderen darf jedoch keineswegs außer Acht gelassen werden, dass der Mensch auch vorsätzlich und aktiv Einfluss auf seine Familienplanung nehmen konnte, etwa durch individuell variierende sexuelle Aktivität bzw. Abstinenz. Ein entsprechendes Bewusstsein vorausgesetzt, konnten die Frauen die (innereheliche) Fertilität außerdem durch die Länge der Stilldauer und ein dadurch initiiertes Ausbleiben der Monatsregel (Laktationsamenorrhöe) beeinflussen.

[...] In der Gesamtbetrachtung brachte eine Frau auf der Stubersheimer Alb in der Frühen Neuzeit (1559–1800) durchschnittlich alle 25,6 Monate – und damit stets nach gut zwei Jahren – ein weiteres Kind zur Welt, was nach einem Vergleich mit den von Wrigley festgelegten natürlichen Extremwerten als Beleg für ein natürliches Fertilitätsverhalten anzusehen ist.«
(Schranz 2014, S. 297 ff.)

3.2 Forschungskritik

Nun sind die Gründe für bestimmte Geburtsabstände bzw. Geburtenintervalle zahlreich. Aspekte wie Zeitpunkt der Eheschließung, Alter der Mutter, Koitusverhalten des Paares, Kinderzahl, Kriegsereignisse, Hungersnöte, Epidemien spielen eine nicht zu unterschätzende Rolle. Aber natürlich auch das Stillverhalten an sich. Denn in Abwesenheit wirksamer Verhütungsmethoden war auch die Laktationsamenorrhö Ursache für eine Verzögerung einer weiteren Schwangerschaft nach vorausgegangener Geburt (Knodel 1967).

Damit aber »Geburtenkontrolle« von den Frauen/Paaren überhaupt angewendet wurde, mussten die Frauen entsprechend motiviert sein. Mögliche Gründe waren u. a., dass weitere Kinder den Lebensunterhalt der Familie erschwerten, Schwangerschaft und Geburt zu einer ernsthaften Erkrankung der Mutter bis hin zu ihrem Tod führen konnten, und längere Geburtenabstände die Versorgung des neuen Erdenbürgers erleichterten.

Schließlich legt die moderne ökonomische Bevölkerungstheorie nahe, dass Kindersterblichkeit und Fruchtbarkeit voneinander abhängig sind, d. h. es besteht eine Rückkopplung zwischen diesen beiden Variablen. So wurden vor hundert, zweihundert Jahren viele Kinder geboren, aber ein Viertel bis ein Drittel starb noch im Säuglings- bzw. Kindesalter. Mit rückläufiger Kindersterblichkeit gingen dann auch die Geburtenraten zurück.

3.3 Familienplanung heute

Inwieweit diese Beobachtungen auf die heutige Situation übertragen werden können, muss überprüft werden. Denn die Lebensbedingungen haben sich in Europa wie auch in vielen Entwicklungsländern entscheidend verändert. Säuglings- wie Müttersterblichkeit sind in der westlichen Welt aufgrund besserer Vorsorgeprogramme und Gesundheitsvorsorge deutlich gesunken. Auf der anderen Seite gibt es in Gebieten wie der Sahelzone große Dürreperioden mit Hungersnöten, unterernährten Kindern und großen Wanderungsbewegungen, die sich auf das Überleben von Mutter und Kind negativ auswirken.

4 Kulturelle Einflüsse – Stillvorgaben, Sexabus und andere Gewohnheiten

Die Beschäftigung mit dem Thema Stillen und Fruchtbarkeit führt unweigerlich zu Fragen wie: Haben die Frauen wegen des Stillens ihre Kinder in zwei- bis dreijährigen Abständen geboren oder waren sie schon wieder fruchtbar, durften aber keine sexuellen Kontakte haben? Oder gab/gibt es kulturelle Vorschriften und Praktiken, die das Stillverhalten und dadurch indirekt die Fertilität beeinflussen?

Es ist seit langem bekannt, dass, auch wenn physiologischerweise die Stimulation des Prolaktins durch das Saugen an der Brust für die Dauer der postpartalen Infertilität verantwortlich ist, sowohl Faktoren wie der reguläre Aufbau des Endometriums und eine suffiziente postpartale Corpus luteum-Phase, als auch Faktoren wie Alter der Frau, verschiedene Ernährungs- und Lebensgewohnheiten, genetische Faktoren, soziale Kontrolle und Sexualverhalten eine Rolle spielen.

4.1 Der Einfluss westlicher Gesellschaften

In traditionellen Gesellschaften bestimmen teilweise heute noch gesetzliche und/oder religiöse Vorschriften die zeitlichen Grenzen des Stillens und den Zeitpunkt der Wiederaufnahme der sexuellen Aktivität. Studien zeigen aber auch, dass, wenn Frauen ihren kulturellen Hintergrund z. B. durch Migration verlassen, es eine Mischung aus traditionellem Verhalten und einer Adaption an die Gewohnheiten des neuen Kulturkreises gibt (Gallegos 2015).

> »People want to take up the western ways of doing things. They don't want anything to bother them too much [...] There are some who are in a new country, a new culture, everything, so they go along with what they have learnt here *(Joyce, Sierra Leone)*.« (Gallegos D 2015).

In den Untersuchungen von Gallegos zur Situation von afrikanischen Migrantinnen in Australien zeigte sich, inwieweit das neue Lebensumfeld das Verhalten der Mütter beeinflusst.

Andererseits zeigte sich auch, dass die Beibehaltung kultureller Überzeugungen einen positiven Einfluss auf die Stillpraxis hat. So beobachtete Gallegos teilweise eine Ablehnung von Konzepten, die als zu »westlich« angesehen wurden und nicht unbedingt zu einer afrikanischen Sichtweise passen. So sollen die Frauen »nach der Entbindung für einen Zeitraum zwischen vierzig Tagen und drei Monaten mit dem Baby im Haus bleiben, was das Stillen fördert, nicht wie bei uns (in Australien/Anmerkung der Redaktion), wo die Frau nach der Entbindung schon die nächsten zwei Tage unterwegs ist, weil es keine Unterstützung durch Angehörige gibt (Rebecca, Burundi).« (Gallegos D 2015).

Neuere Forschungsarbeiten, die die Auswirkungen der Inkulturation auf das Stillen in den verschiedenen Ländern und Kulturen untersuchen, deuten alle darauf hin, dass der Grad der Inkulturation im Gastland sich umgekehrt proportional zu Beginn und Dauer des Stillens verhält. Das heißt, dass Frauen, die sich stärker an das »Gastland« angepasst haben, eine um 8 bis 85 % geringere Stilldauer und Stillbeginnrate aufweisen (Harley et al. 2007; Singh et al. 2007; Sussner et al. 2008). Umgekehrt wird ein geringeres Maß an Inkulturation im Aufnahmeland mit einer bis zu fünfmal höherer Rate des Stillbeginns und der Stilldauer in Verbindung gebracht.

»Immigrantinnen jeder Ethnie hatten höhere Raten für den Stillbeginn und eine längere Stilldauer als einheimische Frauen. Die kulturelle Anpassung war sowohl bei hispanischen als auch bei nicht-hispanischen Frauen mit niedrigeren Stillraten verbunden.« (Singh 2007)

> **Stillen und Migration**
>
> - Stillpraktiken in der Migration sind eine Kombination von Praktiken aus den Herkunftsländern und dem Aufnahmeland.
> - Der Umzug in ein neues Land verändert den sozialen Raum und entfernt die Frauen von Unterstützungsstrukturen und kulturellen Normen, die es ihnen ermöglichen, sich auf das Stillen und die Mutterschaft zu konzentrieren.

4.2 Studien rund um den Globus

Auch wenn zwischenzeitlich in vielen Ländern die Frauen sich in ihrem Stillverhalten westlichen Vorbildern angeschlossen haben, liefern doch die Studien an den Generationen vor ihnen hilfreiche Hinweise auf den Einfluss des Stillens auf den Zeitpunkt des Wiedereinsetzens der Fruchtbarkeit.

Postpartum-Koitus-Tabus finden sich historisch weltumspannend. Die griechischen und römischen Ärzte der Antike haben sich deutlich gegen sexuelle Beziehungen während der Stillzeit ausgesprochen und damit die Medizin bis ins 19. Jahrhundert beeinflusst. Der im 2. Jahrhundert n.Chr. wirkende, von Hippokrates beeinflusste griechische Arzt Galen glaubte, dass die Muttermilch wegen der Beimischung von Spermien im Blut der Mutter verdorben wäre.

Anthropologische Untersuchungen haben gezeigt, dass sexuelle postpartale Abstinenz in vielen traditionellen Gesellschaften vorgeschrieben war, zum Teil noch ist (Hunt 1988; Mchome et al. 2020), wobei in der jüngeren Generation unter dem Einfluss westlicher Gesellschaften die Bereitschaft, sich an diese Vorgaben zu halten, auch in diesen Kulturen entscheidend schwindet.

Bereits 1950 wurden 135 indische Stillfrauen aus der Gegend von Mysore zu ihrem Koitusverhalten befragt. 80 % der Frauen in dieser Gruppe hatten erst nach 6 Monaten und später wieder Verkehr. 1962 betrug die Spanne dann nur noch 3 Monate. (Chandrasekeran 1952 u. 1962).

Der Ethnologe George P. Murdock (1967) untersuchte verschiedene afrikanische Gesellschaftsgruppen. Von 862 Gruppen kannten 305 ein postpartales Koitus-Verbot, zum Teil bis zu 25 Monaten und länger.

4.2.1 Die Eskimos in Alaska

Zu den interessanten Beobachtungsstudien gehören die bei den Eskimos (Inuit) in Alaska mit 788 Eskimomüttern aus 11 Dörfern (über eine Zeitspanne von 4,5 Jahren), die in der Stillzeit ohne sexuelle Tabus eine Schwangerschaftsrate von 1,4 in den ersten sechs Monaten postpartal hatten (Berman ML et al 1972).

Allerdings änderte sich Anfang der 1960er-Jahre das Leben der Inuit entscheidend, was sich an einer steil ansteigenden Geburtenrate ablesen ließ.

Auffallend war das veränderte Ernährungsverhalten. Ernährten die nomadisierenden Eskimos sich noch nahezu ausschließlich von Fisch und Seevögeln ergänzt durch Beeren, glichen sie sich mit Beendigung des Nomadentums an westliche Ernährungsgewohnheiten an. Die Kinder, die ursprünglich bis zum 4. Lebensjahr ökologisch gestillt wurden, wurden im Durchschnitt nur noch die halbe Zeit voll gestillt, was die Geburtenabstände signifikant reduzierte und zu dem enormen Bevölkerungswachstum beitrug (Schaefer O 1971).

4.2.2 Die Hutterer in Nordamerika

In den Gemeinden der Hutterer, wo ein hoher Gesundheitsstandard herrscht, keine Kontrazeptiva zur Anwendung kommen und die Kinder »on demand« gestillt werden, beträgt der mittlere Geburtenabstand 21,7 Monate, was auf eine mittlere laktationsbedingte Infertilität von durchschnittlich 12 bis 13 Monate schließen lässt (McNeilly A 1979).

4.2.3 Die Jäger der Kalahari – !Kungs

Roger Short und seine Kollegen von Harvard haben intensiv die Nomaden in der Kalahari (Botswana und Namibia) beforscht, die naturverbunden leben, keine künstlichen Verhütungsmittel benutzen und keine Tabus in Beziehung auf sexuelles Verhalten und Koitus in der Stillzeit kennen. Die !Kungs glauben, dass die Konzeption während der Menstruation erfolgt, wenn sich das Menstrualblut mit der Samenflüssigkeit mischt.

Die Frauen stillen ihre Kinder in der Regel drei bis vier Jahre, tragen sie so eng an ihrem Körper, dass die Kinder jederzeit an der Brust nuckeln/saugen können und schlafen in engem Kontakt mit ihrem Kind, was dazu führt, dass sie eine sehr hohe Stillfrequenz (Saugfrequenz) – bis zu 60-mal in 24 Stunden – mit kurzen stillfreien Intervallen und kurzen Stillepisoden (wenige Minuten) haben. Die Geburtenabstände betragen bei diesen Nomaden mehr als vier Jahre (Konner M & Worthmann C 1980).

In dem Moment aber, in dem die !Kungs ihr Nomadenleben aufgeben und sich an Orten niederlassen, wo das Stillen durch die Zugabe von Kuhmilch und Getreideprodukten ergänzt wird, reduzieren sich die Geburtenabstände auf unter drei Jahre und die Kinderzahl pro Frau nimmt zu (Kolata 1974).

4.2.4 Kalahari/Botswana versus USA

In Ergänzung der Studien zu den !Kungs der Kalahari wurden 20 amerikanische hochmotivierte Stillmütter mit einer unbekannten Zahl von Stillmüttern der Kalahari verglichen (Stern 1986). Zu den Untersuchungsdaten zählten Stillverhalten (Anzahl und Dauer) sowie der am Morgen gemessene Prolaktinspiegel im 24 Stunden-Sammelurin.

Die Prolaktinspiegel unterschieden sich zwischen den beiden Gruppen nicht signifikant. Die Unterschiede lagen im Stillverhalten. Die Stillmütter der Kalahari legten ihre Kinder mehrmals pro Stunde, auch nachts, für kurze Zeit an und hatten dadurch eine extrem hohe Stillfrequenz und einen Geburtenabstand von mehr als drei Jahren. Keine der hochmotivierten amerikanischen Stillmütter erreichte diese Stillfrequenz.

4.2.5 Ruanda/Afrika

Eine vergleichbare Situation haben Studien in Ruanda gezeigt. In den ländlichen Gebieten, wo die Kinder ausschließlich gestillt wurden, sind 50% der Frauen innerhalb von 23 postpartalen Monaten wieder schwanger geworden. Im städtischen Raum, wo das Stillen eher strikt begrenzt wurde, betrug das Konzeptionsintervall für 50% der Frauen neun Monate. Die Differenz zu den nichtstillenden Frauen betrug nur noch fünf Monate (Bonte et al 1974).

4.2.6 Paraguay/Südamerika

Eine mennonitische Krankenschwester, die lange im Chaco/Paraguay gearbeitet hat, berichtete mir aus den Jahren ihrer dortigen Tätigkeit, dass die ursprünglich lebenden Nomadenfrauen ihre Kinder sechs Monate lang voll stillen müssen und in dieser Zeit keinen Geschlechtsverkehr haben dürfen. Nach den sechs Monaten werden die Kinder abrupt abgestillt, was ihrer Gesundheit und ihrem Überleben nicht unbedingt zuträglich ist.

4.2.7 West- und Zentralafrika

Trotz der Empfehlungen von WHO und UNICEF, die Kinder im Interesse der Gesundheit von Mutter und Kind in den ersten sechs Lebensmonaten ausschließlich zu stillen und kein Wasser und andere Flüssigkeiten oder Nahrungsmittel ergänzend zu geben, werden derzeit in West- und Zentralafrika nur ein Drittel der Säuglinge ausschließlich gestillt (UNICEF 2019). Um mögliche Einflussfaktoren und alternative Ernährungsverhaltensweisen besser verstehen und beeinflussen zu können, haben Alive & Thrive gemeinsam mit UNICEF für West- und Zentralafrika eine umfassende Literaturrecherche durchgeführt und einen entsprechenden quantitativen und qualitativen Bericht verfasst (Alive & Thrive und UNICEF 2022).

Die Literaturrecherche fußt auf 225 Forschungsreferenzen, die 19 der 24 vom UNICEF-Regionalbüro für West- und Zentralafrika unterstützten Länder repräsentieren. Die meisten Studien stammten aus Nigeria (n = 108) und Ghana (n = 45), während die anderen Länder der Region mit jeweils weniger als fünf Studien vertreten waren.

Es zeigte sich, dass die wichtigsten Einflussgrößen für ausschließliches Stillen auf individueller Ebene lagen:

- Ein höheres mütterliches und väterliches Bildungsniveau und die Tatsache, dass die Frauen verheiratet waren.
- Die positiv von den Müttern wahrgenommenen Vorteile des Stillens.

Keine eindeutige Korrelation gab es mit Familiengröße, Einkommen, Wohnort (Stadt oder Land) und ethnischer Zugehörigkeit.

Negative Einflussgrößen waren:

- Falsche Vorstellungen über die Qualität und Quantität der Muttermilch (u. a. Überzeugungen über Kolostrum und verdorbene Muttermilch, Zweifel an ausreichender Menge und/oder Qualität der Muttermilch) veranlassten die Mütter, Wasser oder andere Flüssigkeiten/Nahrung zu geben.
- Viele Frauen empfanden das Stillen als lästig, anstrengend und zeitaufwändig.
- Einige Mütter berichteten, dass sie Angst hatten, das Stillen würde sich negativ auf ihren Körper und ihr Körperbild auswirken.
- Die begrenzte Autonomie der Frauen – viele Frauen lebten in Familiensystemen, in denen sie nur eine begrenzte Autonomie in Bezug auf die Ernährung und Pflege des Säuglings haben.
- In den meisten Familien waren die Großmütter, die das Risiko für den Säugling minimieren wollten, die engsten und einflussreichsten Bezugspersonen in Bezug auf Säuglingspflege und -ernährung, einschließlich des Stillens.

- Viele Frauen hatten das Gefühl, dass sie bei einigen Entscheidungen, die mit der Ernährung und Pflege von Säuglingen zusammenhängen oder diese beeinflussen, nur ein begrenztes Mitspracherecht haben, da die letztendliche Entscheidungsbefugnis bei ihren Ehemännern lag.
- Der Glaube, dass die Gabe von Wasser, um den Durst des Säuglings zu stillen, das Überleben des Säuglings in heißen Klimazonen sicherstellt.
- Der Glaube, dass die Gabe von Kräutermitteln und anderen Gebräuchen den Säugling willkommen heißt und seine Gesundheit und sein Wohlbefinden schützt.
- Die Arbeit der Mütter, sowohl informell als auch formell, war ein Haupthindernis in Ermangelung von Unterstützung für ausschließliches Stillen.

Der Zugang zur Gesundheitsfürsorge für Mütter, das Angebot an Stillberatung und der frühe Beginn des Stillens wirkten sich positiv auf das ausschließliche Stillen aus. Gleichzeitig gab es Lücken in den Kenntnissen, Fähigkeiten und Praktiken des Gesundheitspersonals, die die Stillberatung und -unterstützung beeinträchtigten. Einige Gesundheitsfachkräfte sahen sich mit tief verwurzelten traditionellen Überzeugungen und sozialen Normen konfrontiert, die den Empfehlungen zum ausschließlichen Stillen entgegenstanden.

»Wasser ist Leben«. Glaubenssätze und Normen, die durch das heiße und trockene Klima in West- und Zentralafrika bedingt sind, waren die Hauptantriebskräfte für die allgegenwärtige Praxis des Wassergebens, insbesondere in der Sahelzone.

4.2.8 Tansania – Postpartale Sextabus

Mchome et al. haben anhand ihrer Studien im Süden Tansanias (Mchome et al. 2020) berichtet, dass in der untersuchten Population die frühe Postpartum-Periode kulturell als die »nährende« Periode (kipindi cha kulea) angesehen wird, in der von der Mutter erwartet wird, dass sie sich der Aufgabe des Stillens widmet, um sicherzustellen, dass ihr Baby gut gedeiht.

Sie haben weiter berichtet, dass allgemein angenommen wird, dass sexuelle Beziehungen zwischen Paaren während der Stillzeit die Gesundheit und das Wachstum des Kindes gefährden können. Daher ist sexuelle Enthaltsamkeit die traditionelle Praxis. Die Nichteinhaltung der sexuellen Enthaltsamkeitsregeln durch die Eltern nach der Geburt ist die vorherrschende kulturelle Erklärung – »Kubemenda« – für schlechtes Wachstum und Gedeihen des Kindes, einschließlich verschiedener Formen von Unterernährung. Wird die sexuelle Enthaltsamkeit nicht eingehalten oder wird eine Mutter schwanger, während sie noch stillt, wird das Kind abrupt vollständig entwöhnt (Mchome et al. 2020).

Für die Teilnehmerinnen der Studie hatte sexuelle Enthaltsamkeit kulturell bedingt verschiedene Bedeutungen. Diese berichteten von völliger sexueller Enthaltsamkeit beider Elternteile über gelegentlichem Sex der Mutter mit dem biologischen Vater (kulea na baba) bis zur Enthaltsamkeit der Mutter, während der Vater sexuelle Affären mit anderen Frauen hatte. Die Dauer der sexuellen Enthaltsamkeit nach der Geburt zur Förderung eines gesunden Wachstums variierte von 40 Tagen (arobaini) bis zu zweieinhalb Jahren. Der Geschlechtsverkehr konnte wieder aufgenommen werden, wenn das Kind abgestillt war oder kulturelle Zeichen für ein gesundes Wachstum aufwies, z. B., wenn es laufen oder sprechen konnte, oder aktiv in der Lage war, die Anweisungen der Eltern zu verstehen.

Infobox 4.1: Einige kulturelle Vorstellungen der Studienteilnehmerinnen über moralisch inakzeptables Verhalten (Mchome et al. 2020)

> **Geschlechtsverkehr der Eltern in der frühen postpartalen Phase ...**
>
> - ist ein moralisch inakzeptables Verhalten;
> - gefährdet das Wachstum des Kindes wegen der beim Geschlechtsverkehr entstehenden Körpersubstanzen, insbesondere Sperma (mbegu za mwanamme) oder Samen (manii/shahawa) des Vaters, die vaginalen Ausscheidungen (uchafu wa mama) der Mutter, Körperwärme (joto la mwili) und Schweiß (jasho);
> - lässt genitale Ausscheidungen durch die Blutgefäße in die Brüste der Frau gelangen und die Milch verunreinigen, sodass das Kind Durchfall bekommt, sich erbricht, etc.;
> - bewirkt, dass durch den Samen des Mannes, der in die Frau »eindringt« (Sex), die Samen (Spermien) in sie geschüttet werden und schließlich in ihre Brüste gelangen, so dass das Baby diesen Samen saugt/aufnimmt;
> - kann zu einer frühen Schwangerschaft (kukatikiza oder kumruka mtoto) führen, die das Wachstum des Kindes gefährdet und evtl. zum Tod des Kindes führt.

Obwohl beide Elternteile über einen längeren Zeitraum des Stillens auf Sex verzichten sollten, um das Wachstum des Kindes nicht zu gefährden, wurde die Abstinenz für die Mutter stärker betont als für den Vater. Dies scheint darauf zurückzuführen zu sein, dass die Frau kulturell als mlezi (diejenige, die sich um das Kind kümmert) und als der Elternteil angesehen wird, der den

Wert des Kindes besser versteht, da sie die Wehen (uchungu) bei der Geburt des Kindes selbst erlebt hat.

Im Gegensatz dazu wird angenommen, dass Männer »sexuell schwächer« sind als Frauen und daher nicht in der Lage sind, über einen längeren Zeitraum sexuell abstinent zu leben. Viele der Frauen hielten diese sexuelle Dominanz des Mannes aufrecht, indem sie außereheliche Affären des Vaters während der Stillzeit als verantwortungsvolle Handlungen bezeichneten, da sie davon ausgingen, dass dieses Verhalten das Baby vor einem schlechten Wachstum schütze. Darüber hinaus gaben die meisten Frauen an, dass sie außereheliche Affären ihres Partners um des gesunden Wachstums ihres Kindes willen tolerieren.

Einige der Frauen berichteten sogar, dass sie sich freuen, wenn ihr Partner während der Stillzeit außerehelichen Sex hat, da dies den Druck auf sie verringert, Sex zu haben, und ihnen die Freiheit gibt, sich auf die Pflege ihres Babys zu konzentrieren (kulea).

4.2.9 Malawi

Studien in Afrika zeigen auch, z.B. in Malawi (Bezner Kerr et al. 2008), dass Großmütter eine wichtige Rolle bei der Beeinflussung der Stillpraktiken von Müttern spielen und dass unzureichendes Wissen in Kombination mit anderen kulturellen Überzeugungen und Praktiken zu einer Säuglingsernährung führen kann, die nicht den internationalen Empfehlungen entspricht (Shirima et al. 2001; Kruger & Gericke 2003; Kakute et al. 2005). Auf der anderen Seite kann das Nichteinbeziehen der tradierten Entscheidungsträger dazu führen, dass wesentliche Aspekte nicht berücksichtigt werden.

Im Norden Malawis sind es vor allem die Großmütter väterlicherseits, die in der Großfamilie eine wichtige und vielschichtige Rolle spielen, sowohl bei der Kinderbetreuung als auch in anderen Bereichen wie der Landwirtschaft und den ehelichen Beziehungen. Die Großmütter haben oft andere Vorstellungen von frühkindlicher Ernährung als die westliche Medizin. Einige Praktiken bestehen in dem Gebiet mindestens seit der Kolonialzeit und haben eine starke kulturelle Bedeutung. Trotz der wichtigen integrativen Rolle, die ältere Frauen in den Haushalten und Gemeinschaften in diesem Teil Malawis spielen, hat das westlich geprägte Gesundheitspersonal oft eine abschätzige und paternalistische Haltung gegenüber den »Großmüttern« und ihrem Wissen, das oft als »traditionelles Wissen« und als rückständig betrachtet wird. In die Gesundheitsaufklärung werden Großmütter deshalb nur selten einbezogen, und selbst wenn, wird deren Perspektive nicht berücksichtigt. Die Großmütter ihrerseits sehen den aktuellen Gesundheitszustand der Kinder in einem breiteren Kontext veränderter Lebensbedingungen und einer hohen HIV/AIDS-Prävalenz.

4.2.10 Nigeria

Wie sehr sich traditionelle Gewohnheiten unter westlichem Einfluss in den letzten Jahrzehnten verändert haben, zeigen Studien in Nigeria.

In den späten 1970er-Jahren untersuchte Ayangade (1978) das Familienplanungsverhalten bei den Yorubas in Ife/Nigeria. Er interviewte 500 Frauen innerhalb von zwei Tagen nach der Entbindung, um die einheimischen Geburtenabstände in der städtischen und ländlichen Bevölkerung der Gemeinde Ife zu erfassen.

Die untersuchten Frauen verfügten über ein umfangreiches Wissen über westliche Verhütungsmethoden, lehnten diese jedoch ab. Mehr als 75 % stillten ihre Babys mehr als 12 Monate. Weniger als 10 % hatten moderne Verhütungsmethoden angewandt. Ein männliches Kind wurde von allen Frauen gewünscht.

Die Geburtenintervalle lagen in etwa zwischen 30 und 40 Monaten, was vor allem auf die kulturelle Einstellung zum Stillen und zur sexuellen Enthaltsamkeit zurückzuführen war. Neben der langen Stillphase beeinflussten Koitus-Tabus für die gesamte Dauer der Amenorrhoe – manchmal mehr als 18 Monate – die Fertilität bzw. den Zeitpunkt einer erneuten Konzeption. Da in dieser Gemeinschaft Polygamie mit mehreren Nebenfrauen akzeptiert war, wurden diese Tabus im Allgemeinen auch eingehalten.

> »In Yoruba society, and in most of sub-Saharan Africa, fertility is reduced not by postpartum amenorrhea extended by prolonged lactation but by postpartum sexual abstinence which exceeds the period of lactation.«
> (Caldwell 1977)

20 Jahre später beobachtete Davies-Adetugbo A (1997), dass die Frauen während der gesamten Stillzeit zwar keinen Verkehr hatten, bedingt aber durch kulturelle Vorstellungen oft nur eingeschränkt vollstillten. Das Kolostrum wurde als schädlich verworfen und die mütterliche Milch als nicht ausreichend angesehen, sodass schon früh das Stillen durch Beigabe von Flüssigkeit ergänzt wurde, was wiederum von Organisationen wie Unicef (UNICEF 2022) wegen der Gefahr der erhöhten Säuglings- und Kindersterblichkeit mit großer Sorge beobachtet wurde.

30 Jahre nach Ayangade untersuchten dann Oche et al. (Oche MO 2011) die Praxis des exklusiven Stillens in Kware/Nigeria. Ziel dieser Studie war es, das Wissen, die Einstellung zum Stillen und die Praxis des Stillens bei Müttern von Kindern unter fünf Jahren in ländlichen und städtischen Gemeinden zu vergleichen und Faktoren zu bestimmen, die mit dem Wissen, der Einstellung und der Praxis des Stillens in Verbindung stehen. Es zeigte sich, dass nur noch 35,9 % (rural) bzw. 10,0 % (urban) der Frauen das Stillen praktizierten.

Eine weitere Studie in Ibadan, Südwest-Nigeria, ergab, dass nach 12 Monaten keines der Babys von städtischen »Elitefrauen« mehr gestillt wurde, verglichen mit 100 % und 80,8 % der Babys in den armen ländlichen bzw. städtischen Gruppen.

4.2.11 Tarok/North-Central Nigeria

Wie die verschiedenen Studien zeigen, hat in nahezu allen traditionell ausgerichteten afrikanischen Kulturen Stillen einen hohen Stellenwert, wobei mit der Zeit die verschiedenen Kulturen ihre eigenen Normen und Regeln entwickelt haben, die nicht unbedingt wissenschaftlich zu begründen sind.

Einen tieferen Einblick in die kulturellen Vorstellungen und den Einfluss von Christianisierung, westlich geprägter Bildung und modernem Lebensstil der in Zentralnigeria lebenden Tarok liefert eine umfangreiche Studie von Orisaremi (2012), die weibliche wie männliche Studienteilnehmer in Fokusgruppen befragte und mit ausgewählten Teilnehmenden zudem Tiefeninterviews durchführte.

Im Lebensumfeld der Tarok herrschen zwei Religionen vor. Die traditionelle Religion mit dem Glauben an ein höheres Wesen und das Wirken der Geister der Ahnen und die christliche Religion. Die patriarchalische Kultur der Taroks war ursprünglich geprägt durch die positive Bewertung der Großfamilie in Kombination mit der »Vielehe« – jede Frau hatte mit ihren Kindern eine eigene Hütte –, die Bevorzugung von Söhnen und dem bäuerlich geprägten Leben im ländlichen Raum, was allen Beteiligten auch einen gesellschaftlichen Status gewährleistete. Sterilität sowohl beim Mann als auch bei der Frau wurde als Schande empfunden.

Von den Tarok-Frauen wurde/wird erwartet, dass sie ihre Kinder mindestens ein bis zwei Jahre stillen, weil diese Form der Ernährung das Überleben der Kinder sicherstellt. Eine wichtige Vorgabe ist dabei die postpartale sexuelle Abstinenz. Diese Vorgabe betrifft aber nur die Frauen, den Männern ist es in dieser polygam geprägten Gesellschaft freigestellt, mit anderen Frauen Sex zu haben.

Dieses Sextabu wird ergänzt durch ein Schwangerschaftstabu in der Stillzeit. Das hängt damit zusammen, dass die Vorstellung herrscht – wie auch aus anderen Kulturen bekannt –, dass der männliche Samen sich mit der mütterlichen Milch vermischt, u. a. Durchfälle beim Kind bewirkt und sie dadurch für das Stillkind »ungesund« macht.

Zu Beginn des 20. Jahrhunderts hatten christliche Missionare formale Bildung, ein gesundheitliches Versorgungssystem und die Monogamie als eigenen Werte zu den Taroks gebracht mit dem Effekt, dass mehr und mehr Taroks in die Städte gingen, dort Arbeit suchten und einen eher westlich geprägten Lebensstil einschließlich der positiven Bewertung von Monogamie übernahmen, ohne aber von den traditionellen Rollenbildern abzuweichen und das Thema der Gleichstellung von Mann und Frau im privaten Umfeld zu befördern. In diesem Kontext wird die Beibehaltung der kulturellen Normen wie postpartale sexuelle Abstinenz benutzt, um die Gesundheit der Kinder sicherzustellen, Frauen in ihrer Sexualität zu überwachen und die wahrgenommene Polygynie (»Vielweiberei«) der Männer zu bewahren.

4.2.12   Kamerun

Aufgrund der bekannten Vorteile für Mutter und Kind empfiehlt die Weltgesundheitsorganisation, dass Frauen in ressourcenarmen Ländern ihre Kinder bis zum Alter von 6 Monaten ausschließlich stillen. In der hauptsächlich ländlich geprägten Region der Nordwestprovinz Kameruns wurde in früheren Studien eine Stillprävalenz von 90 % ermittelt. Kakute et al. (2005) untersuchten in einer breit angelegten Studie die Ernährungspraktiken, das Ausmaß von Mischernährung/Ergänzungsnahrung und die kulturellen/sozialen Hindernisse für das ausschließliche Stillen.

Alle befragten Frauen führten vor dem 6. Lebensmonat Wasser und Nahrungsergänzung ein, wobei mehr als 38 % im ersten Lebensmonat Wasser gaben. Die Mütter nannten kulturelle Faktoren, die ihre Entscheidung, ihre Babys gemischt zu ernähren, beeinflussten. Dazu gehörten der Druck der Dorfältesten und der Familie, Beikost zu geben, weil dies ein traditioneller Brauch ist, der Glaube, dass Muttermilch eine unvollständige Nahrung ist, die das Gewicht des Säuglings nicht erhöht, der Glaube, dass alle Angehörigen in den Genuss der auf dem Familienbetrieb angebauten Lebensmittel kommen sollten, und das Tabu des Verbots von sexuellem Kontakt während des Stillens.

4.2.13 Gaza/Palästina

Die Bevölkerungsstruktur im Gaza ist vergleichbar mit anderen Bevölkerungen im Mittleren Osten, die eine moderate Stillphase haben und kurze Abstände zwischen den Geburten. Mit Unterstützung durch die WHO konnten 769 Frauen in zwei Flüchtlingscamps untersucht werden, die zwischen November und Dezember 1978 entbunden hatten (Anderson et al 1986). Die Frauen und ihre Kinder wurden in einem 23-monatigen Follow-up und in monatlichem Rhythmus begleitet.

Frauen, die in dieser Zeit schwanger wurden, wurden bis zur Entbindung begleitet und anhand des Geburtstermins das Konzeptionsdatum retrospektiv kalkuliert.

In diesen 23 Beobachtungsmonaten hatten 95 % der Frauen wieder ihre Menstruation. 4 % wurden schwanger, ohne vorher eine Blutung beobachtet zu haben.

Die entscheidenden Einflussfaktoren für die Spanne zwischen zwei Schwangerschaften (waiting time to conception once menses has resumed) waren das Alter der Frauen, der Bildungsgrad der Ehemänner, und die Dauer und Intensität der Stillzeit.

Wenn eine Frau nach Einsetzen der Regelblutung noch stillte und das auch fortsetzte, war ihre Empfängniswahrscheinlichkeit eingeschränkt. Mögliche Erklärungen sind die eingeschränkte Verfügbarkeit der Frau als Sexualpartnerin, aber auch das gehäufte Auftreten von anovulatorischen Zyklen und Zyklen mit verkürzten Lutealphasen in der Stillzeit

4.2.14 Durango/Mexiko

In dieser Studie wurden 29 Stillfrauen und eine Vergleichsgruppe mit 10 nichtstillenden Frauen, die alle im ländlichen Raum Mexikos leben, bis zur ersten Ovulation begleitet (Rivera 1988).

In die Studie, die 1981 erfolgte, sind Stillfrauen eingegangen, die im ausgewählten ländlichen Raum lebten, vorhatten, ihr Kind zu stillen, keine Kontrazeptiva anwendeten, kein Koitus-Tabu in der Stillzeit und ein gesundes Baby entbunden hatten, keine gynäkologischen Probleme in der Anamnese aufwiesen und bereit waren, sich einem wöchentlichen Follow-up zu unterziehen.

Die Stillmütter erhielten unterstützend »Meilensteine« mit auf den Weg: Erste vaginale Blutung, Einführung von Beikost, und der monatliche Geburtstag des Kindes.

Erhoben wurden das Still- und Sexualverhalten, Gesundheit von Mutter und Kind und einmal wöchentlich eine Pregnandiol-Bestimmung (Progesteron Abbauprodukt) im Urin.

Die beiden Gruppen unterschieden sich signifikant. Die mediane Zeit bis zur ersten Blutung betrug für die Stillgruppe 140 Tage, für die nichtstillende 46 Tage. Die mediane Zeit bis zur ersten Ovulation für die Stillgruppe betrug 259 Tage, für die nichtstillende 119 Tage.

Nach 6 Monaten hatten 43% der Stillfrauen und 87% der nichtstillenden Frauen ovuliert. 22% der Stillfrauen ovulierten noch im vollen Stillen.

Ohne Blutung und ohne Zufüttern waren alle Stillfrauen (100%), die sich so verhielten, die ersten 3 Monate anovulatorisch, 96% noch im 4., 5. und 6. Monat, was in etwa den Zahlen aus den LAM-Studien entspricht.

Exkurs: Das Ammenwesen

Dass nicht-stillende Frauen sehr viel eher wieder schwanger werden als Stillende, ließ sich schon früh in Gesellschaftsschichten, die sich eine Amme leisten konnten, beobachten. Prominente Beispiele sind u.a. Hildegard (758–783 n.Chr.), die Frau Karls des Großen, die in zehn Jahren neun Kinder zur Welt brachte, bis sie von ihren Schwangerschaften völlig erschöpft im Alter von 26 Jahren starb, Kaiserin Maria Theresia von Österreich, die in 19 Jahren 16 Schwangerschaften erlebte, und Königin Viktoria von England mit neun Kindern in den 18 Jahren ihrer Ehe.

Interessant ist, dass das Stillen eines Neugeborenen durch eine Amme, also eine Frau, die nicht die Mutter des Kindes ist, schon sehr früh praktiziert wurde. Barbara Broers und Barbara Krolak-Olejnik (2018) vom neonatologischen Zentrum der Universität Warschau haben sich eingehend mit dem Ammenwesen befasst.

Bei ihren Recherchen sind sie u.a. auf die ältesten bekannten schriftlichen Quellen, in denen das Stillen erwähnt wird, gestoßen. Sie stammen aus dem Nahen Osten und gehen auf das Jahr 3.000 v.Chr. zurück (Stuart-Macadam P, Dettwyler KA, 1995). Danach wurde das Stillen eines Neugeborenen durch eine Frau, die nicht die Mutter des Kindes war, sogar schon zur Zeit der Pharaonen praktiziert (Tyldestey 1996). Die Ammen wurden häufig sorgfältig unter den Frauen ausgewählt, die sich selbst in der Stillzeit befanden. Dabei wurde sowohl die Qualität als auch die Menge der Milch bewertet.

Die Praxis, Ammen einzustellen, wurde in Europa etwa ab dem zweiten Jahrhundert n.Chr. populärer, flachte dann ab, um in der Renaissance insbesondere in den höheren Schichten der europäischen Gesellschaften wieder populärer zu werden. Die unteren Gesellschaftsschichten und Frauen aus ländlichen Gebieten stillten ihre Kinder aus wirtschaftlichen Gründen selbst. Man glaubte, dass Kolostrum schädlich für Kinder sei. Aus diesem Grund wurden in dieser Zeit die Dienste einer Amme in Anspruch genommen. Der Glaube, dass die Milch von Frauen im Wochenbett weniger wertvoll sei und dass eine Frau nach einer anstrengenden Arbeit nicht in der Lage sei, Milch von vollem Wert zu produzieren, war bis zum Ende der Klassik verbreitet.

Im 19. und 20. Jahrhundert beschäftigten reiche Städter immer noch Ammen, was dazu führte, dass die höher gestellte Frau, die sich eine Amme leisten konnte, eher konzipierte als die bäuerliche Amme, die durch die Laktationsamenorrhoe große Geburtenabstände hatte (Short 1984).

In der zweiten Hälfte des 20. Jahrhunderts begann sich dann aufgrund von Forschungsdaten die Überzeugung durchzusetzen, dass das Stillen nicht nur für die Kinder, sondern auch für die Mütter von Vorteil sein könnte (Scherbaum et al. 2003) und die Mütter mehr und mehr selbst stillten.

Das Elisabethanische Zeitalter

Dorothy McLaren hat sich sehr intensiv mit dem Ammenwesen im Elisabethanischen England befasst (McLaren 1979) und festgestellt, dass die meisten Frauen der Oberschicht und des Adels es für eine Frau von Stand für unter ihrer Würde hielten, ein Kind zu stillen. Deshalb wurden die Neugeborenen in die umliegenden Dörfer gegeben, wo sie von einer »wet-nurse« etwa bis zum Alter von zwei bis drei Jahren gestillt wurden. Dadurch war es durchaus normal, dass Frauen der Oberschicht innerhalb von 20 Ehejahren 18 Kinder gebaren.

Über die Ammen gibt es kaum Berichte. Man kann aber davon ausgehen, dass sie selbst bedeutend weniger Schwangerschaften erlebten.

> »Da die Frauen der Oberschicht nicht bereit waren, ihre Kinder zu stillen, und es keine zuverlässigen künstlichen Verhütungsmittel gab, konnten sie theoretisch während des größten Teils ihrer Gebärzeit mit einer jährlichen Schwangerschaft rechnen, unabhängig davon, ob sie voll ausgetragen wurde oder nicht. Eine quantitative Analyse wurde bei solchen Familien noch nicht versucht und kann hier auch nicht durchgeführt werden. Die Belege für einjährige Schwangerschaften sind daher ausschließlich qualitativer Natur, aber sie sind stark. Die Tagebücher aristokratischer Frauen sind oft mit schrecklichen Geschichten über ungewollte Schwangerschaften und schwierige Entbindungen gefüllt.« (McLaren 1979)

Im Gegensatz zu England wohnten in Deutschland viele Ammen in den Häusern ihrer Auftraggeber als Angestellte. Ammen kümmerten sich auch um Findelkinder, die in der Regel nicht auf das Land zu den Familien der Ammen geschickt wurden. Diese Ammen wurden von den Stadtverwaltungen bezahlt, kontrolliert und beaufsichtigt, da es sich bei diesen Kindern um Findelkinder oder Waisen handelte.

Es wird vermutet, dass es in dieser Zeit bereits empirisches Wissen über den Zusammenhang von Stillen, Fruchtbarkeit, Empfängnis und Einfluss auf die Geburtenabstände gab. Der deutsche Stadtschreiber, Theologe und Jurist Konrad Bitschin aus Danzig bemängelte in seinem Buch von 1433, dass immer mehr Frauen ihre Kinder von Ammen versorgen ließen, weil sie während der Stillzeit nicht sexuell enthaltsam bleiben wollten, wie es die Kirche empfahl. Die Medizin unterstützte diese Sichtweise, indem sie behauptete, dass Geschlechtsverkehr die Qualität der Muttermilch und damit den Gesundheitszustand des Kindes beeinträchtigen könnte. Dies betraf sowohl die leibliche Mutter als auch die Amme.

Exkurs: Die Sache mit dem Kolostrum

Bei den verschiedenen Studien zum Einfluss des Stillen auf die Fruchtbarkeit nach der Entbindung tauchen immer wieder Hinweise auf, dass das Kolostrum, also die sogenannte Vormilch, in vielen Kulturen als schädlich angesehen und deshalb das Kind in den ersten Lebenstagen nicht angelegt wurde, was auch Auswirkungen auf die postpartale Infertilität hatte.

Die Humanethnologin Henzinger (2020) hat sich intensiv mit dem Thema Stillen im Kontext kulturgeschichtlicher Überlegungen zum Frausein, zu Sexualität, Geburt und Mutterschaft befasst und dem Thema Kolostrumtabu ein eigenes Kapitel gewidmet.

Beispiele für ein Kolostrum-Tabu hat sie sowohl im Altertum, im Mittelalter, als auch in vielen Kulturen Asiens, Afrikas, Ozeaniens und in Nord- und Südamerika gefunden (Henzinger 2020, S. 48 ff.). Möglicherweise machte das Aussehen des Kolostrums – gelblich und dicklich – es schon per se verdächtig.

Die Gründe für ein Verwerfen des Kolostrums u.a. seitens bekannter griechischer und arabischer Ärzte wie Hippokrates und Soranus von Ephesus reichten von minderwertig, über giftig, »Abbauprodukt des Körpers« bis hin zu »Produkt des umgewandelten, nicht ausgestoßenen Menstrualblutes«.

4 Kulturelle Einflüsse – Stillvorgaben, Sextabus und andere Gewohnheiten

Problematisch war dabei der Ersatz durch selbst hergestellte Nahrung aus Honig, Schmelzbutter, Kräutern o. ä. bis hin zur Nahrungskarenz bis der Milcheinschuss einsetzte (Henzinger, S. 50 ff.). Dass diese wenig angepasste Ernährung und der Flüssigkeitsmangel nicht unbedingt förderlich für die Gesundheit des Neugeborenen war, erschließt sich von selbst. Es dauerte bis ins 20. Jahrhundert, bis sich die Erkenntnis durchsetzte, dass das Kolostrum einen wichtigen Beitrag zur Ernährung des Säuglings darstellt und das Kind direkt nach der Geburt angelegt werden sollte.

Infobox 4.2: Was ist das Kolostrum

> Schon etwa 12 Wochen vor der Entbindung startet die Bildung von *Kolostrum* in den Milchdrüsen der mütterlichen Brust. Es ist die allererste Milch, die das Neugeborenen nach der Geburt erhält.
>
> Das Kolostrum unterscheidet sich von der reifen Muttermilch durch seine Farbe und Konsistenz. Es ist gelb, dickflüssig und reich an wichtigen Nährstoffen wie Eiweißen, Vitaminen und Immunsubstanzen, die das Kind mit seinem noch unausgereiftem Immunsystem schützen.
>
> Gleichzeitig ist das Kolostrum arm an Fetten und Kohlenhydraten und somit leicht verdaulich.
>
> Um den dritten postpartalen Tag setzt in Abhängigkeit von der kindlichen Saugfrequenz der Milcheinschuss und die Produktion der eigentlichen Muttermilch ein.
>
> Zunächst ist es noch eine Art Übergangsmilch, bis dann nach ca. 10 Tagen die reife Muttermilch produziert wird.

5 Das Prolaktin und seine Bedeutung für die Fruchtbarkeit

Dass Stillen die Rückkehr der Fruchtbarkeit beeinflusst, war empirisch schon lange bekannt. Doch der eigentliche Mechanismus, also was wie im Körper der Frau zum verzögerten Einsetzen des Zyklus in der Stillzeit führt, war bis in die 1970er-Jahre ungeklärt. Short schlug vor, Stillen den »natural birth spacer – nature's own contraceptive« zu nennen (Short 1976).

Heute haben sich die wesentlichen Mechanismen geklärt. Das Ganze ist ein komplexes hormonelles Geschehen, ein »hypothalamisch-hypophysär-ovarielles Feedback-System«, bei dem vor allem das Prolaktin entscheidend für die Zyklusregulierung in der Stillzeit zuständig ist.

Dass das Prolaktin mit Fruchtbarkeit und Milchbildung zu tun haben muss, legten Beobachtungen an Tumorpatientinnen nahe. Frauen mit einem Prolaktin produzierenden Tumor der Hirnanhangdrüse (Hypophysenvorderlappen), einem Prolaktinom, hatten gehäuft Milchbildung auch ohne Schwangerschaft und Stillzeit und vor allem keinen Zyklus. Mit erfolgreicher Therapie und sinkendem Prolaktin-Spiegel setzte dann der Zyklus wieder ein.

5.1 Das Prolaktin

Prolaktin ist ein entwicklungsgeschichtlich altes und das eigentlich wirksame Hormon bei der Milchsekretion. Es spielt sowohl im menschlichen als auch im tierischen Organismus eine wichtige Rolle. So sind bei Wirbeltieren mehr als 85 verschiedene Funktionen beschrieben worden (Nicoll 1974).

Die Entdeckung des Prolaktins und seiner Wirkungen erfolgte bereits 1928 durch Stricker und Grueter, die den Einfluss von Hormonen des Hypophysenvorderlappens (HVL) auf die Milchsekretion bei Hasen nachwiesen (Stricker und Grueter 1928). Nach seiner Entdeckung im Tierreich wurde es vier Jahre später erstmals isoliert und mit den Wörtern »pro«, lateinisch für »für«, und »lac« aus dem Lateinischen bzw. »galactos« aus dem Griechischen für »Milch«, Prolaktin genannt (Riddle, Bates et al. 1932) (▶ Infobox 5.1).

5 Das Prolaktin und seine Bedeutung für die Fruchtbarkeit

Infobox 5.1: Begriffsbestimmung Prolaktin

> **Prolaktin ist ein Synonym für ...**
>
> - Prolactin (PRL), laktotropes Hormon (LTH), Lactotropin, Laktotropin
> - pro = für
> - lac/lat. = galactos/griech. = Milch
> - Laktation = Lactation = Milchabsonderung = Stillzeit

Als eigenständiges menschliches Hormon wurde das Prolaktin, das eine ähnliche Wirkung und Struktur wie das Wachstumshormon hat, erst 1970 entdeckt (Frantz 1970). 1971 gelang erstmals seine Isolierung und die Abgrenzung vom Wachstumshormon (Lewis et al 1971).

Im Verlauf der Schwangerschaft ist das Prolaktin verantwortlich für das Wachstum und die Differenzierung der Brustdrüsen und während der Stillzeit für die Milchsekretion (Laktation).

Infobox 5.2: Der Entdecker des Prolaktins im menschlichen Körper

> **Henry Friesen**
> Der Kanadier Henry Friesen (geb. 1934), Arzt und Endokrinologe, entdeckte das Prolaktin beim Menschen und wurde für seine Studien zur Bedeutung des Prolaktins als Ursache für Unfruchtbarkeit bekannt und diverse Male ausgezeichnet.

5.1.1 Die Prolaktin-Ausschüttung

Die Prolaktin-Ausschüttung unterliegt einem komplexen Zusammenspiel mehrerer Faktoren. Gebildet wird es unter dem Einfluss des Hypothalamus im Hypophysenvorderlappen und reguliert zahlreiche Stoffwechselfunktionen. Die Sekretion des Prolaktins wird hypothalamisch über den Neurotransmitter Dopamin kontrolliert. Gleichzeitig hemmt das Prolaktin die eigene Sekretion durch Triggern der Dopaminsekretion. Die Halbwertszeit des Prolaktins im Blut ist kurz und liegt bei 25 bis 50 Minuten.

In der Stillzeit beeinflusst Prolaktin die Bildung und Ausschüttung von GnRH (Gonadotropin Releasing Hormon), hemmt darüber die Gonadotropine (FSH und LH), die auf die Eierstöcke wirken und so die Ovulation (Tay et al. 1996). Außerdem scheint das Stillen die Ansprechbarkeit der Eierstöcke für die hormonelle Steuerung zu verändern.

Die pulsatile Ausschüttung von Prolaktin wird durch Botenstoffe aus dem Hypothalamus geregelt, ist bei der Frau auch zyklusabhängig und folgt einem Tag-Nacht-Rhythmus. Die Ausschüttung erfolgt vermehrt während der zweiten Nachthälfte, wo die Prolaktin-Werte um das Zwei- bis Dreifache erhöht sind.

Die Ausschüttung von Prolaktin wird durch Stress, körperliche Anstrengung, Schlafstörungen und Unterzuckerung gefördert, was sich wiederum auf den Zyklus in Form von Ausbleiben des Eisprungs oder auch verspäteten Eisprung auswirken kann.

Das Prolaktin ist physiologischerweise in der Schwangerschaft, in der Stillzeit, bei der Stimulation der Brustwarzen (Mamillen) und beim Koitus erhöht, wobei die Hauptwirkung von Prolaktin in der Stimulation des Wachstums des Milchdrüsengewebes der Brust während der Schwangerschaft und des Auslösens und Aufrechterhaltens der Laktation im Anschluss an die Schwangerschaft besteht (▶ Infobox 5.3).

Infobox 5.3: Ursachen für eine erhöhte Prolaktin-Konzentration

Physiologisch:

- Schwangerschaft
- Stillen
- Stress
- Schlaf
- Sport

Pathologisch:

- Hypophysäre Störungen/Hypophysen-Tumore wie Prolaktinom, Akromegalie
- Hormoninaktive Hypophysenadenome
- Hypothalamische Störungen – Primäre Hypothyreose, Tumoren (z.B. Kraniopharyngeom, Dysgerminom)
- Traumata (z.B. Hypophysenstiel-Abriss)
- Medikamente wie Antipsychotika, Antiemetika, Antihypertensiva

> *Cave:* Soll das Prolaktin z.B. im Rahmen einer Vorsorgemaßnahme bestimmt werden, sollte erst das Blut abgenommen und dann die Brust untersucht werden, damit eine Stimulation der Brust (-warzen) nicht zu einem Prolaktin-Anstieg führt und so das Ergebnis verfälscht.

5.1.2 Prolaktin in der Schwangerschaft und postpartal

Ende der 1970er-, Anfang der 1980er-Jahre ist die zyklusregulierende Wirkung des Prolaktins in der Stillzeit – die Unterdrückung des Eisprungs – in Abhängigkeit vom Stillverhalten genauer untersucht worden. Forscher wie Anna Glasier aus Schottland, Barbara Gross aus Australien, und Alfredo Perez aus Chile gingen der Frage nach, inwieweit das Prolaktin in der Stillzeit erhöht ist, wenn ja wie lange und was es bewirkt. Sie legten große Feldstudien auf, bei denen sie Stillverhalten, Wiedereintreten des Zyklus inkl. Zeitpunkt einer erneuten Schwangerschaft und Prolaktin im Serum korrelierten. Ihre Untersuchungen bildeten unter anderem die Grundlage für die LAM-Methode.

Die Prolaktin-Konzentration im Blut nimmt unter dem Einfluss der steigenden Plazentahormone während der Schwangerschaft kontinuierlich zu und erreicht seine höchsten Werte zum Ende der Schwangerschaft. Vor der Geburt ist das Prolaktin 20-mal so hoch wie im normalen Zyklus. Die hohen in der Plazenta produzierten Östrogenspiegel unterdrücken aber die Laktation. Nach dem Ausstoßen der Plazenta kommt es zu einem starken Abfall der Östrogene und zum Auslösen der Laktation durch das Prolaktin. Die Ausschüttung des Prolaktins wird je nach Bedarf reguliert.

In den ersten Tagen nach der Entbindung zeigt die vollstillende Frau hohe Prolaktinwerte. In Abhängigkeit vom Stillverhalten und von individuellen Faktoren kann dann der Prolaktin-Spiegel bei stillenden Frauen über Monate bis zu wenigen Jahren erhöht bleiben (Perez 1979, Gross et al. 1979, Glasier et al. 1984) (▶ Abb. 5.1).

Stillt eine Frau direkt nach der Entbindung ab bzw. stillt sie erst gar nicht, sinkt der Prolaktin-Spiegel innerhalb von 10 bis 20 Tagen wieder auf das normale Niveau und der Zyklus setzt wieder ein.

Die Ausschüttung des Prolaktins wird durch das Saugen an den Brustwarzen stimuliert. Stillt eine Frau, wird bei jeder Saugperiode Prolaktin freigesetzt und die Milchsekretion setzt zwei bis drei Tage nach der Entbindung ein (▶ Abb. 5.2). Je öfter das Kind an der Brust saugt, umso mehr wird die Sekretion stimuliert. Dieser Reiz ist auch außerhalb von Schwangerschaft und Stillzeit wirksam (▶ Abb. 5.3).

5.1 Das Prolaktin

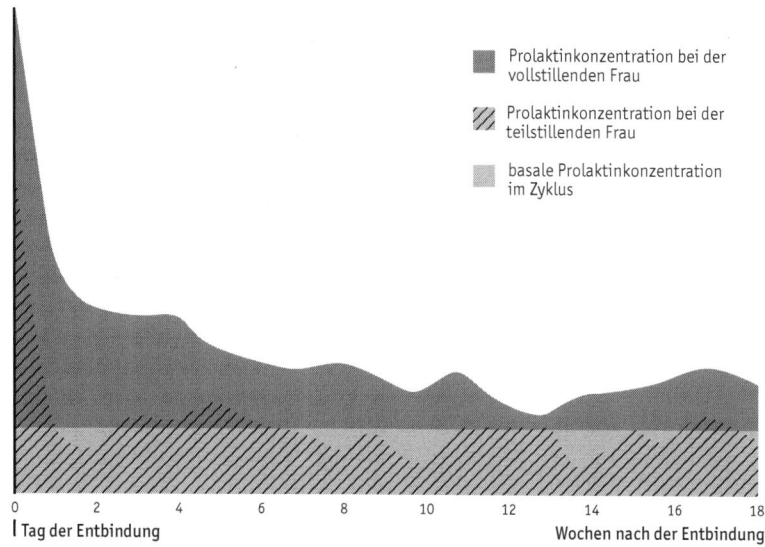

Abb. 5.1: Prolaktinkurve (in Anlehnung an Perez 1979)

Allerdings sinkt selbst bei intensivem Stillen nach und nach der Prolaktin-Spiegel insgesamt ab. Spätestens wenn zugefüttert wird, erreicht das Prolaktin bei vielen Frauen wieder seinen Normalwert und der Zyklus kehrt innerhalb weniger Wochen zurück und bleibt erhalten, egal wie intensiv die Frau weiter stillt. Stillt die Frau komplett ab, kehrt der Zyklus nach wenigen Wochen wieder zurück.

Die teilstillende Frau hat im Vergleich zur vollstillenden Frau niedrigere Prolaktinspiegel, die aber in der Regel immer noch höher liegen als die basale Prolaktin-Konzentration im normalen Zyklus.

> **Cave:** Saugen heißt nicht zwangsläufig, dass das Kind stets nur dann saugt, wenn es satt werden will. Wenn ein Kind z.B. angelegt wird, um es zu trösten oder um ihm Nähe zu geben, dann ist dieser Saug-Stimulus ein Äquivalent zum Saugen, um es zu sättigen. Denn letztlich geht es um die Stimulation der Brustwarze. Manche Frauen haben erst dann wieder einen Zyklus, wenn auch dieses »tröstende oder liebevolle Saugen« komplett entfällt.

5 Das Prolaktin und seine Bedeutung für die Fruchtbarkeit

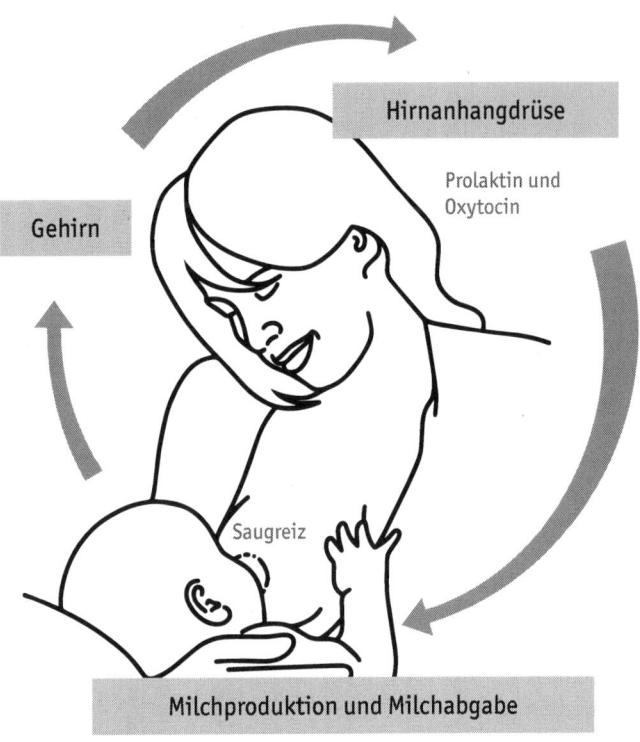

Abb. 5.2: Stillen (© MWK Zimmermann & Hähnel im Auftrag von Ursula Sottong)

5.1.3 Unterschiede im Prolaktin-Profil

Eine Frage, der die Gruppe um Diaz nachgegangen ist (Diaz 1991), war, ob es unterschiedliche Prolaktin-Profile bei Frauen mit kurzer und mit langer laktationsbedingter Amenorrhoe gibt. Bei ihren Untersuchungen an insgesamt 58 Frauen, bei denen sie zu definierten Zeitpunkten Prolaktin, LH, FSH, Estradiol (E1), Progesteron und Cortisol bestimmten, konnten sie beobachten, dass die Stillfrauen, die innerhalb der ersten sechs postpartalen Monate ovulieren, eine geringere Prolaktin-Ausschüttung als Reaktion auf den Saugstimulus an der mütterlichen Brust hatten als die Stillfrauen, die später ovulieren.

Dieser Effekt ließ sich schon früh nach der Entbindung beobachten und erklärt möglicherweise auch die Variabilität in der Dauer der Laktationsamenorrhoe. Die stärkere Prolaktin-Ausschüttung durch den Saugreiz kann mit einer höheren Sensitivität der Brust-Hypothalamus-Hypophysen-Achse bei diesen Frauen zusammenhängen.

Ähnliche Vermutungen stellte Barbara Gross an (Gross et al. 1983). In ihrer Untersuchung zum Einfluss des Stillens auf das Prolaktin und die Rückkehr der Menstruation (1983) erlebten fünf von 34 vollstillenden Frauen ihre erste Menstruation p. p. zwischen der 13. und 24. postpartalen Woche. Bei zwei dieser Frauen unterschieden sich die Serum-Prolaktinspiegel nicht von drei Frauen, die nach neun bis 12 Monate wieder ihre Blutung erlebten. Alle Frauen stillten ihre Kinder rund um die Uhr und gaben keine ergänzende Flüssigkeit.

Mögliche Erklärungen für diese Beobachtungen waren: ein irregulärer Respons des Prolaktins auf das kindliche Saugen, Unfähigkeit, den erhöhten Prolaktinspiegel zu halten, eine reduzierte Ansprechbarkeit der Brustwarzen auf das Saugen, ein weniger intensives Saugen des Kindes an der Brust oder auch eine verminderte Verfügbarkeit von Prolaktin in der Hypophyse.

5.2 Das Oxytocin

Am Stillvorgang ist noch ein weiteres Hormon beteiligt, das Oxytocin, das im Hypothalamus gebildet und im Hinterlappen der Hirnanhangdrüse (Neurohypophyse) gespeichert wird. Es löst über den Let-down-Reflex, den Milchfluss aus. Dabei kommt es zu Kontraktionen der Milchdrüsen und zur Freigabe der Milch (▶ Abb. 5.3). Dieser Oxytocin-bedingte Milchflussreflex kann auch durch andere Stimuli als das Saugen an der Brust hervorgerufen werden. Zum Beispiel, wenn die Mutter das Schreien ihres Kindes hört und der Milchfluss einsetzt. Interessanterweise wird das Prolaktin dadurch nicht stimuliert. Das ist abhängig von der Stimulation der Brustwarzen.

Neben dem Milchfluss bewirkt das Oxytocin ein Zusammenziehen der Gebärmuttermuskulatur, beschleunigt so den Wochenfluss und unterstützt die Rückbildung der Gebärmutter im Wochenbett (»Nachwehen«). Dieses »Sich-Zusammenziehen« der Gebärmutter kann die stillende Mutter in den ersten Tagen bei den Stillmahlzeiten als sehr stark und unangenehm empfinden. Das Gefühl setzt unmittelbar beim Stillen ein, klingt aber nach kurzer Zeit ab.

Oxytocin wird auch Glücks- oder Kuschelhormon genannt. Es kann Stress reduzieren, zur Entspannung beitragen und diente ursprünglich auch dazu, die Bindung zwischen Mutter und Kind zu stärken.

5 Das Prolaktin und seine Bedeutung für die Fruchtbarkeit

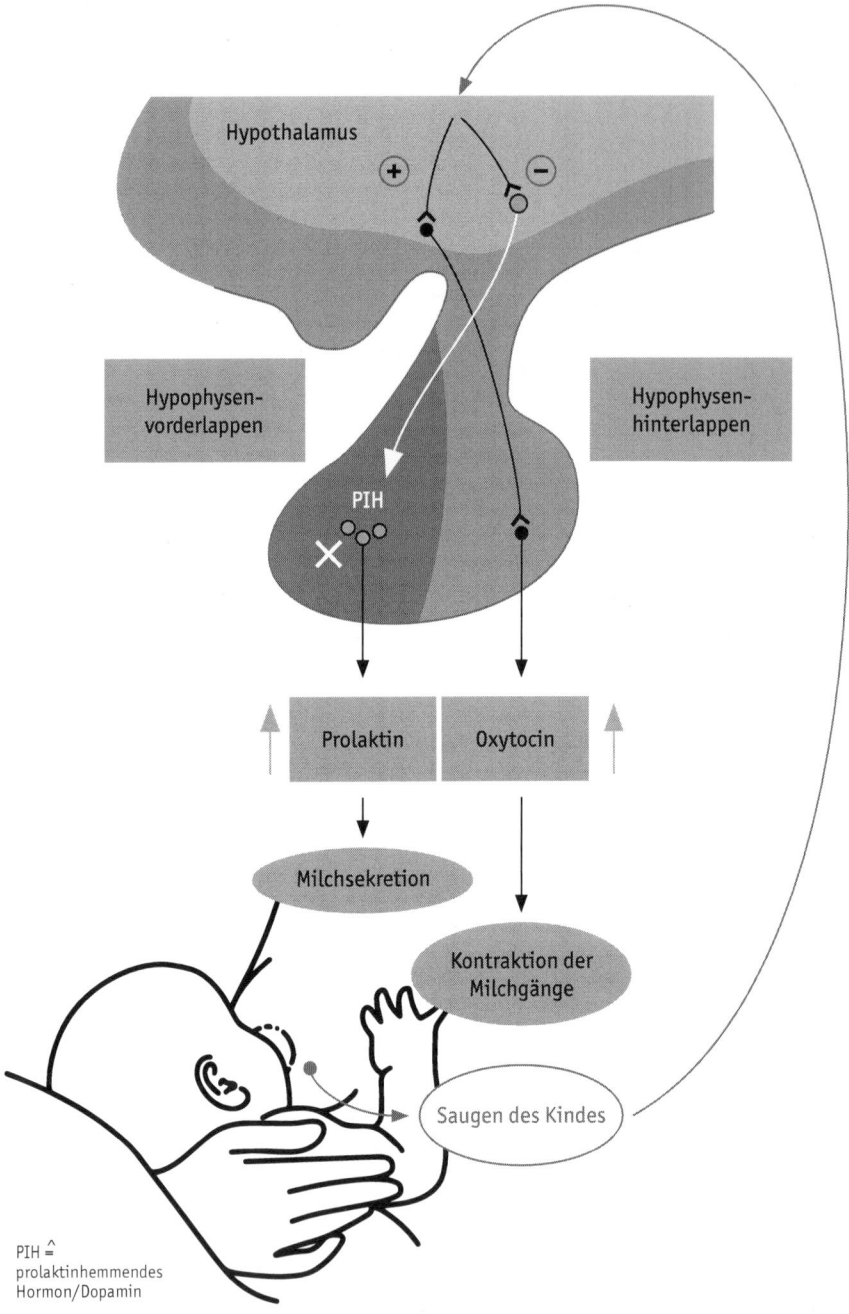

PIH = prolaktinhemmendes Hormon/Dopamin

Abb. 5.3: Hormoneller Regelkreis beim Stillen (© MWK Zimmermann & Hähnel im Auftrag von Ursula Sottong)

5.3 Stillen eines »fremden« Kindes

Da jeder mechanische Reiz an der Brustwarze (und etwas geringer auch an den Brüsten insgesamt) zur Ausschüttung von Prolaktin führt, muss eine Frau um Stillen zu können, nicht unbedingt entbunden haben. Die Milchbildung kann auch ohne vorangegangene Schwangerschaft in Gang gebracht werden.

Dieses Wissen haben naturverbundene Völker ausgenutzt, wenn z.B. die Mutter des Säuglings im Wochenbett verstorben ist. Es gibt Berichte, dass dann die Großmutter das Stillen des Kindes übernommen hat. Wie schnell die Milchbildung in Gang kommt, hängt von der Intensität des Anlegens ab und von Faktoren wie körperliche Anlagen der Frau, psychische Einflüsse und Lebensalter. Unter günstigen Bedingungen und intensiver Stimulation kann die Milchbildung nach drei Tagen in Gang kommen.

6 Bellagio Consensus – LAM (Lactational Amenorrhea Method)

Der Bellagio Consensus ist die Geburtsstunde von LAM. Dem Bellagio Consensus sind zahlreiche Studien (demographisch, epidemiologisch, physiologisch) über mehrere Jahre – zum Teil noch in der Ära vor Entdeckung des Prolaktins und seiner Wirkung auf den Zyklus – vorausgegangen. Viele engagierte Forscherinnen und Forscher haben LAM mit ihren Studien vorbereitet und begleitet. Einige von ihnen haben während ihrer gesamten Forschungszeit an diesem Thema gearbeitet. Unter anderem die Ärztinnen Anna Flynn, Barbara Gross, Kathy Kennedy und Miriam Labbok. Ihre Namen und die weiterer Forscher wie Alfredo Perez sind eng mit LAM verknüpft.

6.1 Studienbesonderheiten

Nicht nur bei Stillstudien sind Vergleiche zwischen den einzelnen Studienergebnissen je nach Studiendesign, Zielgruppe, Studienumfang, Art der Datenerhebung, Durchführung, etc. gelegentlich schwer durchführbar. Hinzu muss unterschieden werden zwischen prospektiven Studien, die die Daten und Veränderungen aktuell erfassen, und retrospektiven Studien, die auf Daten und Ereignisse ohne Berücksichtigung aktueller Aspekte zurückblicken. Hier ist die Gefahr eines systematischen Fehlers, der zu einer Verzerrung der Ergebnisse führt (Bias), nicht zu unterschätzen (Lesthaeghe 1987).

Bei den Stillstudien kommt hinzu, dass zur Erfassung der Fertilität unterschiedliche Zeichen/Parameter für die Rückkehr der postpartalen Fruchtbarkeit und zur Bestimmung der Ovulation verwendet wurden: Hormonbestimmungen im Urin und im Serum (u.a. LH, FSH, Prolaktin, Östrogene, Progesteron) zum Teil unterstützt durch Ultraschallmessungen/Follikelsonographie, Vaginal-Cytologie, Basaltemperaturverläufe, Beobachtungen von Zervix und Zervikalsekret, die Blutung/Menstruation an sich und natürlich eine neu eingetretene Schwangerschaft/Geburtenabstände. Länge und Stärke der Blutung und Abgrenzung vom Wochenfluss sind dabei ein zusätzlicher

Diskussionsgegenstand, der im Rahmen der LAM-Studien getrennt definiert wurde.

In einer Analyse von Studienergebnissen in 18 Entwicklungsländern stellte David Smith (1985) z. B. fest, dass die Dauer der Amenorrhoe mit jedem Stillmonat um 0,8 Monate zunimmt. Was allerdings fehlte, war die individuelle Betrachtung pro Frau und deren Fertilitäts- und Stillmuster, sodass eine Aussage für die einzelne Frau nicht möglich war.

Und das ist die große Herausforderung in allen diesen Studien: Die Variationsbreite, was das Stillverhalten innerhalb einer untersuchten Gruppe und zwischen den Gruppen anbelangt, und daraus folgernd die Unterschiede in der Dauer der Amenorrhoe und der Geburtsintervalle.

Historisch kann unterschieden werden zwischen Studien vor LAM, zu LAM und nach LAM, wobei beim Bellagio Consensus nicht alle Studien aus der Zeit vor LAM aufgrund von Ausschlusskriterien berücksichtigt wurden. Beispielhaft werden im Folgenden einige der Studien und ihre Ergebnisse dargestellt.

6.2   Studien vor LAM

6.2.1   Erste Daten schon zu Beginn des 20. Jahrhunderts – eine Übersicht von Anna Flynn

In ihrem Survey zu Postpartum-Studien unter besonderer Berücksichtigung der stillenden Mutter hat Anna Flynn (1981) Studienergebnisse aus dem 20. Jahrhundert zusammengetragen, die schon Hinweise auf die später formulierte LAM-Methode geben. Sie betrachtete Untersuchungen zu postpartalen Blutungsmustern, zur ersten postpartalen Ovulation und zu frühen Hormonstudien u. a. von Zarate et al. (1972) und Bonnar et al. (1975).

Blutungsmuster

Bereits zu Beginn des 20. Jahrhunderts hatte Pinard (1909) beobachtet, dass zwischen 40 und 73 % seiner Patientinnen innerhalb von sechs Monaten postpartal menstruierten, Erstgebärende früher als Mehrgebärende. Ehrenfest (1915) beobachtete, dass 51,3 % seiner Patientinnen innerhalb von drei Monaten postpartal menstruierten, 71 % innerhalb sechs Monaten und 80 % vor Ende der Stillzeit. Peckham (1934) seinerseits berichtete, dass bei 71 % der Frauen die Blutung vor Ende der Stillzeit wieder einsetzte. In all diesen Beobachtungen fehlte aber die Dauer der Stillzeit, das Einführen von Beikost und auch die Information, ob die Ovulation wieder eingetreten war (Flynn 1981).

Booth diskutierte aufgrund seiner Studien dann 1935 (Booth 1935) eine Beziehung zwischen der Rückkehr der Menstruation und Stillen bzw. Nichtstillen. Die nichtstillenden Frauen hatten früh wieder ihre Blutungen, während 83 % der stillenden Frauen ihre Menstruation erst mit dem Ende des 6. Monats wieder erlebten.

Sharman (1957), der in seiner Studie 834 Frauen (33,8 % nichtstillend, 23,5 % vollstillend, 42,7 % teilstillend) über die ersten neun postpartalen Monate beobachtete, konnte zeigen, dass das späte Wiedereintreten der Blutung eher bei den stillenden Frauen zu beobachten war. Bei 20 % war bis zum 9. postpartalen Monat noch keine Blutung wieder aufgetreten.

Die Untersuchungen von Sabler et al. (1966) mit 2.197 Frauen gaben dann Hinweise darauf, dass, obwohl Stillen einen entscheidenden Effekt auf den Zeitpunkt der wiedereinsetzenden Fertilität hat, noch weitere Faktoren eine Rolle zu spielen scheinen.

El-Minawi et al. (1971) schließlich kamen durch ihre Beobachtungen an 145 stillenden Frauen zu dem Schluss, dass auch genetische Faktoren für den Zeitpunkt der Rückkehr der Fertilität entscheidend sind. Sie nannten das »habitual postpartum lactation amenorrhea«.

Tab. 6.1: Durchschnittliche Dauer der postpartalen Amenorrhoe (nach Anna Flynn 1983)

	Vollstillend	**Teilstillend**	**Nicht stillend**
Westl. Länder	6 Monate; Picard (1909) Ehrenfest (1915) Pascal (1969)	30 Tage nach Abstillen; Sharman (1957) Pascal (1969)	42 Tage; Sharman (1957) Pascal (1969)
Afrika & asiatische Länder	11–26 Monate; Bonté et al. (1969) El-Minawi et al. (1971) Hefnawi et al. (1977)		2–4 Monate; Bonté et al. (1969) Hefnawi et al. (1977)
Amerikanische Länder	3–10 Monate Sabler et al. (1966) Perez et al. (1972)	3 Monate oder länger abhängig vom Stillen; Sabler et al. (1966) Perez et al. (1972)	1–3 Monate; Sabler et al. (1966) Perez et al. (1972)

Erste postpartale Ovulation

Für die Beratung der Stillfrauen ist aber nicht nur die Frage der ersten postpartalen Blutung relevant, sondern auch die Frage, wann die erste Ovulation auftritt und wie sie in Beziehung zur ersten Blutung steht.

Noch vor der Entdeckung des Prolaktins und der Möglichkeit von Hormonbestimmungen gab es schon Untersuchungen zur ersten postpartalen Ovulation. So untersuchte Udesky (1950) 200 Endometrium-Biopsien von 85 Stillfrauen, Cronin (1968) mit 174 Probandinnen und Pascal (1969) mit 750 Fällen legten die Ovulation per Basaltemperaturhochlage fest. Perez (1972) schließlich mit 200 untersuchten Frauen benutzte Endometrium-Biopsien, Basaltemperatur (Temperaturhochlage von mindestens 10 Tagen), Vaginale Cytologie und das Zervikalschleim-Muster zur Bestimmung der Ovulation.

Anna Flynn fasste die Ergebnisse ihres Surveys wie folgt zusammen (Flynn 1983):

- Nichtstillende Frauen können bereits ab dem 27. postpartalen Tag ovulieren. Das begrenzt die Zeit der absoluten postpartalen Infertilität für diese Frauen auf 3 Wochen.
- Teilstillende Frauen ovulieren sehr oft ähnlich früh wie nichtstillende Frauen.
- Vollstillende Frauen sind mindestens die ersten 10 postpartalen Wochen anovulatorisch, erleben aber sehr schnell wieder normale Zyklen, sobald sie abstillen.
- Prolaktin scheint einen wesentlichen Einfluss auf die Rückkehr der Ovulation zu haben.

Anna M. Flynn

Anna Flynn M. D. († 1998), eine irische Gynäkologin aus dem County Mayo mit einer Spezialisierung in »Fertility Awareness«, die viele Jahre am Birmingham Maternity Hospital und am Queen Elizabeth Medical Center in Großbritannien wirkte.

Sie war Zeit ihres Lebens eine engagierte Wissenschaftlerin im Bereich der Gesundheit von Frauen und u.a. hauptverantwortlich für die WHO-Pilotstudie zur Ausbildung in Natürlicher Familienplanung. Sie hat weltweit, u. a. in Belgien, Deutschland, Irland, England, den baltischen Ländern, in Afrika und im arabischen Raum, viele Ausbildungsprogramme geleitet und begleitet. Gemeinsam mit dem Gynäkologen Dr. John Kelly hat sie 1984 die National Association of Natural Family Planning Teachers (NANFPTA) gegründet.

6 Bellagio Consensus – LAM (Lactational Amenorrhea Method)

Tab. 6.2: Rückkehr der Ovulation p. p. (nach Anna Flynn 1983)

Ovulation	Vollstillen			Teilstillen		Nicht stillend	
	früheste	späteste	Durchschnitt	früheste	Durchschnitt	späteste	Durchschnitt
1. Westl. Länder	35 Tage	196 Tage	84 Tage	28 Tage	70,5 Tage	113 Tage	73,5 Tage
		Cronin (1968), Pascal (1969)			Cronin (1968), Pascal (1969)		
2. Afrika & Asien (Konzeptions- rate p.p.)		21 Monate Bonté et al. (1969) Osteria (1973) WHO (1954) Hefnawi et al. (1977)			6 Monate Harfouche (1970)	6 Monate Bonté et al. (1969)	
3. Amerika	**Minimum** 63 Tage Abhängig von der Dauer der Stillzeit Perez et al. (1972)		**Maximum** 2 Jahre	**Bereich** Größer als 59 Tage in 80 % der Fälle 36–77 Tage Perez et al. (1972)			

6.2.2 Daten von Chile

Etwas in Kontrast zu anderen vorliegenden Studienergebnissen stehen die Daten aus der Diaz-Studie in Chile (1988).

676 hoch motivierte vollstillende Frauen (exclusively on demand) traten mit dem 2. postpartalen Monat in die Studie ein. Zugefüttert wurde von 11 % der Frauen mit Ende des 3. Monats, von 57 % mit Ende des 6. Monats u. a. wegen »zu wenig Milch«, Erkrankung des Kindes, Berufstätigkeit.

Wie zu erwarten hatte die Stillfrequenz einen positiven Einfluss auf die Dauer der postpartalen Infertilität, die Zugabe von anderer Nahrung einen negativen. Was die Untersucher überraschte, war die Beobachtung, dass eine Stillfrequenz von acht Mal und mehr in 24 Stunden bei der Hälfte der Frauen nicht ausreichte, die Amenorrhoe aufrecht zu erhalten. Hoch signifikant war allerdings der Unterschied zwischen den Stillmüttern, die vollstillten und denen, die zufütterten. Am Ende des 6. Monats p. p. waren von den vollstillenden Frauen 48 % noch ohne Blutung gegenüber 19 %, die bereits zufütterten.

Bei der weiteren Analyse des Stillverhaltens zeigte sich allerdings, dass eine Frequenz von sechs Mal Stillen über Tag und zweimal nachts das Risiko für eine Blutung um die Hälfte reduzierte.

Weitere mögliche Einflussfaktoren, die überprüft wurden, waren Alter der Mutter, Anzahl vorausgegangener Schwangerschaften, das mütterliche Gewicht, Geschlecht des Kindes, Geburtsgewicht und Wachstumsrate. Was einen Effekt hatte, war die Kombination aus Alter der Mutter und Parität. Das Risiko für eine Blutung stieg um 19 % für jede Entbindung und um 2,5 % mit jedem mütterlichen Lebensjahr.

Insgesamt hatten die untersuchten Frauen eine hohe Wahrscheinlichkeit, trotz intensiven Stillens in den ersten postpartalen Monaten wieder eine Blutung zu beobachten.

Chile/Postpartum Amenorrhoe

Zu den Forschern vor LAM und zu den Vätern und Müttern von LAM gehört Alfredo Perez von der Kath. Universität Santiago de Chile. Er erkannte schon früh, dass es einen direkten Zusammenhang zwischen der Länge des Stillens und der Dauer der Postpartum-Amenorrhoe gibt. (Perez A et al. 1971, Perez A et al. 1972). (▶ Tab. 6.3)

Perez folgerte:

6 Bellagio Consensus – LAM (Lactational Amenorrhea Method)

- Wenn eine Frau stillt, ergibt sich eine enge Korrelation zwischen Stillverhalten und Dauer der Amenorrhoe.
- Die Länge der Postpartum-Amenorrhoe ist in Abhängigkeit vom Stillverhalten sehr variabel.
- Sobald das Stillen länger als einen Monat dauert, zeigt sich eine enge Korrelation zwischen dem Stillen und der Dauer der Amenorrhoe.
- Je länger gestillt wird, umso länger bleibt die Blutung aus, wobei mit zunehmender Stilldauer dieser Effekt nachlässt.
- Wenn weniger als drei Monate gestillt wird, tritt die erste postpartale Blutung nach dem Abstillen auf.
- Wenn länger gestillt wird, tritt die Blutung noch während der Stillzeit auf.
- Die mittlere Dauer der Amenorrhoe bei der nicht stillenden Frau liegt bei 50 bis 60 Tagen p. p. (bei einer Varianz von 20 bis 120 Tage) (ca. 7 bis 8 Wochen).
- Bei einer Stillperiode von unter 28 Tagen p. p. unterscheidet sich die Phase der Amenorrhoe nicht von der nicht-stillenden Frau.
- Zwei Monate Stillen verlängert die Dauer der Amenorrhoe um einen Monat.
- Das Zyklusverhalten bei vollstillenden Frauen zeigt auch deutliche Abweichungen vom normalen Zyklus. Es kommt gehäuft zu verlängerten Eireifungs- und verkürzten Lutealphasen.

Tab. 6.3: Einfluss des Stillens auf die Dauer der postpartalen Amenorrhoe – einige ausgewählte Länder (nach Perez 1979)

Mittlere Länge der Stillzeit (Monate)	Mittlere Dauer der Amenorrhoe (Monate)	Land	Quelle
0	1,7	Chile	Perez et al. (1971)
0	1,9	England	Cronin (1968)
1	1,4	England	Cronin (1968)
3,7	3,8	Chile	Perez et al (1971)
10,2	6,8	Philippinen	Osteria (1973)
12	9,8	Philippinen	Osteria (1973)
15,7	10,6	Taiwan	Jain et al. (1970)
18	12	Ruanda	Bonté et al. (1969)

Tab. 6.3: Einfluss des Stillens auf die Dauer der postpartalen Amenorrhoe – einige ausgewählte Länder (nach Perez 1979) – Fortsetzung

Mittlere Länge der Stillzeit (Monate)	Mittlere Dauer der Amenorrhoe (Monate)	Land	Quelle
21	11	Indien	Potter (1963)
24	13	Taiwan	Jain et al. (1970)

Barbara Gross unterstützte durch ihre Studien Perez Beobachtungen. Sie fand in ihrem Kollektiv bei 50 % der ersten postpartalen Zyklen eine insuffiziente Lutealphase[1] (Gross BA et al 1979).

6.2.3 Übersicht über Studiendaten aus Australien

Barbara Gross, eine der prägenden Gestalten bei der Entwicklung von LAM, hat in ihrer 1983 erstellten Übersicht darauf hingewiesen, dass es wichtig ist, zwischen Laktation (lactation) als Ausdruck der Milchproduktion und Stillen (breastfeeding) zu unterscheiden, denn nicht die Milchbildung an sich beeinflusst die Fertilität per se, sondern das Stillmuster (breastfeeding pattern).

In einer retrospektiven Studie erfasste Gross 89 Frauen, die ihr letztes Kind im Mittel 67 Wochen (18–185 Wochen) gestillt hatten und im Mittel über 41 Wochen (5–120 Wochen) amenorrhoisch waren. 12,5 % hatten wieder eine Menstruationsblutung im vollen Stillen und 17 % erst nach komplettem Abstillen, 57 % während des Teilstillens. Zwei Frauen mit Kinderwunsch wurden vor Wiederkehr der Blutung nach 58 Wochen p. p. schwanger.

Aufgrund der Anamnese identifizierte Gross einige wichtige Faktoren, die Einfluss auf die Dauer der Amenorrhoe haben und später auch für die Beschreibung von LAM bedeutsam wurden:

- Je später Beikost zugeführt wurde, umso länger hält die Amenorrhoe an.
- Wenn die Mutter erkrankt oder sehr viel Stress erlebt und dadurch weniger stillt, führt das zu einer Rückkehr der Menses, wobei einige Wochen zwischen diesem Ereignis und der Menses liegen.
- Je älter die Mutter, desto länger die Dauer der Amenorrhoe.

---

1 Zweite Zyklusphase, beginnend ab der Ovulation bis zur nächsten Menstruation.

- Je älter der Vater, desto später wurde ergänzende Flüssigkeit gegeben und seltener wurde z. B. ein Schnuller zur Beruhigung benutzt.

In dieser Studie gab es einen Hinweis, dass »Stillen on demand« mit einer längeren Amenorrhoe verknüpft war als Stillen nach der Uhr. Da aber die Zahl der Mütter, die »on demand« stillte, relativ klein war, war eine abschließende Aussage nicht möglich.

In einer weiteren prospektiven Quer- und Längsschnittstudie (cross sectional and longitudial) untersuchte Gross an 34 Frauen den Zusammenhang von Stillen, erster Menstruation p. p. und der Prolaktin-Konzentration bis zur ersten vollwertigen Ovulation. 50 % der Frauen stillten länger als 62 Wochen und menstruierten nach 39 Wochen (▶ Tab. 6.4).

Tab. 6.4: Stilldauer, Amenorrhoe und Zeitpunkt des Zufütterns (nach Gross 1983)

	Vollstillen Wochen p. p.	N	Teilstillen Wochen p. p.	N	Abgestillt Wochen p. p.	N	Gesamt Wochen p. p.	N
Stilldauer	54 ± 12	5	60 ± 27,9	16	32 ± 6,1	4	67 ± 29,6	25
Rückkehr der Blutung	19 ± 5,0	5	51 ± 18,5	25	36 ± 8,5	4	44 ± 19,8	34
Zugefüttert								
Snacks	26 ± 4	5	23 ± 4,6	25	23 ± 11	4	24 ± 5,5	34
Mahlzeit	30 ± 5,8	4	31 ± 7,6	22	25 ± 10	3	30 ± 7,6	29
Noch stillend			72 ± 25,7	9			72 ± 25,7	9

Das Alter des Säuglings und das längste nächtliche Still-Intervall korrelierten eng mit der Prolaktin-Konzentration im Serum. Die Einführung von zusätzlicher Flüssigkeit oder Nahrung, die Stillzeiten und das nächtliche Still-Intervall hatten den größten Einfluss auf die Prolaktin-Konzentration.

Faktoren wie Alter der Mutter, Anzahl der Kinder, Bildungsniveau und Religionszugehörigkeit waren ohne Einfluss.

Aber: Lange nächtliche Stillintervalle wurden bei einigen Frauen durch eine sehr hohe Stillfrequenz über Tag kompensiert.

Barbara Gross

Barbara Gross (Ph. D., M. Sc., B. Pharm.) (1942–1999) erlangte weltweite Anerkennung für ihre Studien zu den hormonellen Veränderungen in der Stillzeit und zur Dauer der postpartalen Unfruchtbarkeit durch Stillen. Ihre Arbeiten und die ihrer Kolleginnen und Kollegen bildeten die Grundlage für die Lactational Amenorrhea Method (LAM).

In ihren frühen Jahren engagierte sich Barbara Gross für NFP-Organisationen in Kanada, Südamerika und Princeton/USA. 1972, nach ihrer Rückkehr nach Sydney schloss sich Barbara Gross dem Forestville NFP Centre an.

1974 wurde sie auf der 2. Nationalen NFP-Konferenz in Brisbane zur Vorsitzenden des Lenkungsausschusses zur Gründung der nationalen australischen NFP-Organisation gewählt, des Australian Council of Natural Family Planning (ACNFP). Gleichzeitig wurde sie australische Delegierte bei der International Federation for Family Life Promotion (IFFLP), dem Dachverband von damals 70 nationalen NFP-Organisationen.

Zusammen mit Henry Burger nahm sie an den von der WHO finanzierten Studien über Stillen und Fruchtbarkeit teil, bei denen Frauen in mehreren Ländern, darunter den Philippinen, Chile und Australien, beobachtet wurden. (Gross und Burger 2002).

1995 übernahm sie die Leitung des Menopause-Forschungszentrums, das sie bis zu ihrem frühen Tod leitete.

6.3 LAM

LAM (Lactational Amenorrhea Method) ist eigentlich eine hormonale Methode der Familienplanung, denn sie nutzt die Zeit der hormonell bedingten (Prolaktin induzierten) Stillinfertilität als Schutz vor einer erneuten Schwangerschaft und gibt zudem den Zeitpunkt an, ab dem – wenn eine Schwangerschaft vermieden werden soll – eine weitere Familienplanungsmethode eingesetzt werden muss.

Startschuss für LAM war 1987 ein Forschungsvorhaben in Kooperation mit der Georgetown Universität/Washington D. C., das überprüfen sollte, ob es gelingen kann, durch ein Stillförderprogramm die Dauer der postpartalen Infertilität und damit die Geburtenabstände positiv zu beeinflussen und die Erkenntnisse in allen Familienplanungsprogrammen als eine Wahlmöglichkeit zu integrieren.

Diskutiert wurden zwei Strategie-Optionen:

1. Stillen kann benutzt werden, um die Geburtenabstände zu regulieren (birth spacing), vor allem dann, wenn es keine Alternativen gibt oder das Paar keine andere Methode anwenden will.
2. Stillen kann aber auch einfach genutzt werden, um die Anwendung einer anderen Familienplanungsmethode hinauszuzögern.

6.3.1 Bellagio Consensus

1988 traf sich eine Gruppe von Wissenschaftlern in Bellagio/Italien, um Leitlinien/Guidelines zu definieren, mit deren Hilfe die Stillfrauen die Rückkehr ihrer Fruchtbarkeit in der Stillzeit erfassen und damit eine temporäre natürliche Form der Familienplanung nutzen können. Unterstützt wurde diese Konferenz durch die WHO, Family Health International und die Rockefeller Foundation.

Herangezogen wurden 13 prospektive Stillstudien aus Australien, Kanada, Großbritannien, den Philippinen, Mexiko, Ägypten, Thailand und Chile (Labbok 1983; Mc Cann et al., 1984; Diaz et al. 1988) die unter der Fragestellung beleuchtet wurden, unter welchen Bedingungen Stillen als eine sichere und effektive Familienplanungsmethode angewendet werden kann.

Wie die Übersichtstabelle (▶ Tab. 6.5) zeigt, sind unterschiedliche Variablen (Ovulation oder Schwangerschaft) bei der Auswertung zur Anwendung gekommen, auch liegen nicht für alle Studien alle Angaben vor und einige Studiendaten waren bzw. sind eingeflossen, aber nicht in Journalen publiziert worden. Einige Zahlen sind auf der Konferenz auch neu berechnet worden, sodass die in wissenschaftlichen Journalen publizierten Zahlen nicht immer mit denen dieses Arbeitstreffens übereinstimmen. Trotz alledem haben diese Studien einen guten Rahmen für die Diskussion gegeben.

Das Ergebnis dieser ausführlichen Auswertung bei diesem hochrangig besetzten Expertentreffen war LAM, die Lactational Amenorrhea Method, zu Deutsch die Methode, die das laktationsbedingte Ausbleiben der Menstruation (Amenorrhoe) für die Familienplanung nutzt (Family Health Int. 1988).

Das Faszinierende am Bellagio Consensus und damit an LAM ist, dass die damaligen Beteiligten nach einer einfachen »Regel« suchten, die es den Frauen ermöglichen sollte, ohne großen Aufwand eine zuverlässige Vorstellung von ihrer aktuellen postpartalen Fertilität zu haben.

Drei Parameter, die im Interesse der Sicherheit in Kombination angewendet werden sollen, wurden für die Definition von LAM ausgewählt mit der Vor-

6.3 LAM

Tab. 6.5: Übersicht: Studien, die für den Bellagio Consensus berücksichtigt wurden (eigene Zusammenstellung)

Land/Autor	Autor	Variable	Teilstillen		Vollstillen	
			N	% schwanger oder Wahrscheinlichkeit Konzeption	N	% schwanger oder Wahrscheinlichkeit Konzeption
Ägypten	Shaaban	Ovulation	26	5,8%	26	0%
Australien	Gross	Ovulation	34	0,7%	?	≤ 0,7%
Australien	Gross	Ovulation	25	0%	?	0%
Australien	Brown	Ovulation	55	0,9%	?	≤ 0,9%
Australien	Lewis	Ovulation	113	1,5%	113	0,9%
Chile	Diaz	Schwangerschaft	?	?	101	< 2%
Chile	Zacharias	Schwangerschaft	103	0%	?	0%
Großbritannien	Glasier	Ovulation	55	2,3%	55	0,5%
Kanada	Parenteau-Carreau	Ovulation	25	1%	?	< 1%
Mexiko	Rivera	Ovulation	28	3,6%	28	0,9%
Philippinen	Savina	Schwangerschaft	126	0,2%	?	± 0,2%
Philippinen	Eslami	Ovulation	36	4,9%	-	-
Thailand	Israngkura	Ovulation	27	5,6%	26	2,9%

71

gabe, dass, sobald einer dieser Parameter sich verändert, LAM nicht mehr wirksam ist und eine andere Familienplanungsmethode gewählt werden muss.

Blutung/Amenorrhoe über 6 Monate

Es bot sich an, die Blutung, die für den Zyklus steht, als Marker für die Dauer der Infertilität zu nutzen. Denn mit der Blutung verbinden sich zwei Vorteile: sie kennzeichnet den Zyklus, also die Fertilität, und wird von keiner Frau übersehen. Blutung in den ersten 56 postpartalen Tagen werden als Teil des Wochenflusses angesehen und ignoriert.

Jede Blutung zwischen dem 57 Tag p. p. und dem Ende des 6. Monats p. p. beendet sofort LAM. Dabei kann es sein, dass diese erste Blutung nicht in der gewohnten Stärke auftritt.

Beobachtungen hatten gezeigt, dass bei einer frühen Rückkehr der Menstruationsblutung in der Regel keine Ovulation oder eine Ovulation mit verkürzter Lutealphase vorher stattfindet, aber mit der Zeit die Inzidenz von Ovulationen mit normalen Corpus-Luteum-Phasen zunimmt (Howie PW et al. 1981 & 1982).

Volles Stillen

Die endgültige Stilldefinition wurde erst später vereinbart, aber hier war schon deutlich, dass es um die Stillfrequenz (Tag und Nacht) geht und dass bei der Anwendung von LAM keine Stillmahlzeit durch Beikost oder Flüssigkeit ersetzt werden darf.

Da eine hohe Stillfrequenz die postpartale infertile Phase deutlich verlängert, sollten die Frauen motiviert werden, möglichst lange voll zu stillen. Andererseits sollten Frauen, die sich aus welchen Gründen auch immer anders entscheiden und das Stillen reduzieren, nicht stigmatisiert werden.

Alter des Kindes

Spätestens wenn das Kind 6 Monate alt ist, endet LAM, da generell die laktationsbedingte Infertilität mit der Zeit immer weiter rückläufig ist. Zudem nimmt die Wahrscheinlichkeit zu, dass abhängig vom Alter des Kindes Beikost eingeführt wird.

Wenn diese Vorgaben (Blutung, Stillen, Alter des Kindes) zuverlässig umgesetzt werden, ist die Schwangerschaftswahrscheinlichkeit maximal 2%. Die große Problematik ist aber, dass viele Frauen ihr Stillverhalten in den Wochen bzw. Monaten nach der Entbindung verändern im Sinne einer Reduzierung und eines Übergangs zum Teilstillen, so dass bereits vor Ablauf von sechs Monaten eine Familienplanungsberatung ansteht.

Miriam Harriet Labbok

Die Ärztin Miriam Labbok (USA, 1949–2016) MD, MPH, IBCLC setzte sich in Lehre, Forschung und in ihren Projekten für die reproduktive Gesundheit von Frauen und Familien ein.

Ihre mehr als 150 Veröffentlichungen drehten sich vor allem um Geburt, Stillen und Familienplanung. Unter Verwendung epidemiologischer Forschungs- und translationaler Implementierungsansätze entwickelte sie federführend die Lactational Amenorrhoe Method of Family Planning (LAM) mit.

1981 bis 1987 war sie Mitglied der Johns Hopkins Bloomberg School of Hygiene and Public Health, 1987 bis 1996 Mitglied der Fakultät für Geburtshilfe und Gynäkologie der Georgetown University, Direktorin der Abteilung für Stillen und Mutter-Kind-Gesundheit am Institut für Reproduktive Gesundheit und des Collaborating Center on Breastfeeding der WHO, 1996 bis 2001 Leiterin der Abteilung für Ernährung und Gesundheit von Mutter und Kind der U.S. Agency for International Development/Washington, D.C., 2001 bis 2005 leitende Beraterin für Ernährung und Pflege von Säuglingen und Kleinkindern bei UNICEF, 2006 bis 2016 Professorin für Maternal and Child Health an der UNC Gillings School of Global Public Health und Gründungsdirektorin des Carolina Global Breastfeeding Institute (CGBI) der Gillings School.

Der Fertility Check

Miriam Labbok hat einen kurzen Fragenkatalog zusammengestellt, der Auskunft gibt über den Stand der Fruchtbarkeit und die Anwendung von LAM (▶ Tab. 6.6).

6 Bellagio Consensus – LAM (Lactational Amenorrhea Method)

Tab. 6.6: Fragenkatalog über den Stand der Fruchtbarkeit und die Anwendung von LAM (nach Labbok 1992)

Entscheiden Sie: LAM – ja oder nein?		
Ist Ihr Kind weniger als 6 Monate alt?	Ja → LAM	Nein → erhöhte Schwangerschaftswahrscheinlichkeit, andere Methode anwenden
Sind Sie amenorrhoisch? Haben Sie noch keine Blutung beobachtet?	Ja → LAM	Nein → erhöhte Schwangerschaftswahrscheinlichkeit, andere Methode anwenden
Stillen Sie voll oder annähernd voll?	Ja → LAM	Nein → erhöhte Schwangerschaftswahrscheinlichkeit, andere Methode anwenden

LAM – das Angebot für den Übergang

LAM ist mit einer Schwangerschaftsrate von 0 bis 2 % ein evidenzbasiertes Angebot und eine empfehlenswerte Methode zur Familienplanung für die vollstillende Frau in den ersten sechs postpartalen Monaten. (Conney et al. 1996; Gross & Burger 2002; Kennedy & Vissness 1992; Labbok et al. 1997; Perez et al. 1992).

Infobox 6.1: LAM (Lactational Amenorrhea Method)

LAM bietet *in den ersten 6 Monaten nach der Entbindung* einen Empfängnisschutz von mindestens 98 %, vorausgesetzt:

- Das Kind wird ausschließlich gestillt, d.h. es erhält nur Muttermilch.
- Die Frau hat noch keine Regelblutung. Ausgenommen ist das Wochenbett, also die ersten 8 Wochen (56 Tage) nach der Entbindung.
- Das Kind wir nicht mit Schnuller, Teefläschchen oder ähnlichem zwischendurch »getröstet«.
- Das Kind wird innerhalb von 24 Stunden 10 Mal kurz oder 6 Mal intensiv gestillt.
- Der längste Abstand zwischen zwei Stillzeiten beträgt nicht mehr als 6 Stunden.
- Das Kind ist jünger als 6 Monate.

Sobald eine dieser Bedingungen nicht mehr gegeben ist, muss die Frau sofort von Ihrer Fruchtbarkeit ausgehen.

Die Experten wussten zwar durch eigene Forschungsarbeiten und durch die Literatur schon viele Jahre um die entscheidenden Parameter, aber jetzt wurden die Erkenntnisse erstmals in einem Logarithmus für den alltäglichen Gebrauch zusammengefasst (▶ Infobox 6.1).

Welche Faktoren können die effektive Umsetzung von LAM behindern?

Entscheidend für eine erfolgreiche Anwendung von LAM ist die Etablierung einer guten Stillpraxis im Anschluss an die Entbindung.

Die Erfahrung zeigt, dass direktes Anlegen nach der Entbindung, Rooming-in in der Entbindungsklinik bzw. dem Geburtshaus, eine gut nachbegleitete ambulante Geburt durch eine erfahrene Hebamme und die Unterstützung durch den Partner bzw. die Familie sehr hilfreich sind.

6.3.2 Definition Stillverhalten nach Bellagio

Um die internationalen Studien vergleichbar zu machen, wurde im Nachgang zur Bellagio Konferenz (Bellagio 1988) eine Übereinstimmung getroffen, die das unterschiedliche Stillverhalten näher spezifiziert (Labbok et al. 1990).

Bei der Diskussion der Frage, welches Stillmuster das Wiedereintreten der zyklischen Fruchtbarkeit beeinflusst, sind Kriterien wie Gesamtstillzeit, Stillfrequenz und nächtliches Stillen einbezogen worden (Labbok et al. 1990; Coffin et al. 1997).

Die Hypothese, dass das »Geschlecht des Kindes« auch einen Einfluss auf das Stillverhalten haben mag, weil die Mütter womöglich das männliche Kind aus unterschiedlichen Gründen bevorzugen und ihm mehr Zuwendung in Form von Stillen zukommen lassen, wurde verworfen.

- Vollstillen – exklusives, ausschließliches Stillen ohne flüssige oder feste Zusatzkost.
- Teilstillen – hochfrequent (mehr als 80 % in Form von Muttermilchernährung), mittelfrequent (20 bis 80 % in 24 Stunden ist Muttermilchernährung), niedrigfrequent (weniger als 20 %).
- Belohnungs- oder Beruhigungsstillen – ohne Ernährungsfunktion, dient nur der Beruhigung des Kindes, Teilstillen unter 10 %.

6.4 Studien nach LAM

6.4.1 Bellagio-Folgekonferenzen und Studien

Trotz der profunden Datenlage begegneten viele Gesundheitsanbieter und Entscheidungsträger LAM mit großer Skepsis, sodass 1992 in einer ersten Folgekonferenz diskutiert wurde, wie der Boden für die LAM-Anwendung vorbereitet werden muss.

Es zeigte sich, dass

- die wissenschaftliche Grundlage von LAM zu wenig bekannt war,
- Menschen bei ihren gewohnten Verhaltensweisen bleiben,
- die Informationen zu LAM uneinheitlich waren,
- die Demographen und auch Kliniker bezweifelten, dass Frauen in der Lage sind, ihr Stillverhalten zu verändern und damit ihre Fruchtbarkeit zu beeinflussen.

1993 trafen sich auf Einladung der Georgetown Universität/Washington dann in Düsseldorf verschiedene Wissenschaftler, um eine Multicenter Studie »Post-Marketing Study« zu LAM auf den Weg zu bringen. Verabschiedet wurden u.a. Guidelines für die Beratung der Frauen (▶ Abb. 6.1).

Die wissenschaftlichen Anschluss-Studien an Bellagio und LAM in Ländern wie Chile, Pakistan, auf den Philippinen, in Ecuador, Guatemala und Honduras belegten aber die Wirksamkeit von LAM und nahmen vielen Kritikern den Wind aus den Segeln. Dabei wurde auch untersucht, ob es möglich ist, LAM länger als 6 Monate anzuwenden (Cooney et al. 1993), was sich aber nur sehr eingeschränkt für einige Frauen bestätigte. Anscheinend kommen nach Ablauf der ersten 6 Monate p. p. individuelle Kriterien jenseits vom Stillverhalten zum Tragen, die sich nicht in einen Algorithmus pressen lassen. Ein Nebeneffekt bei der Einführung von LAM war aber die positive Unterstützung des Stillens.

6.4 Studien nach LAM

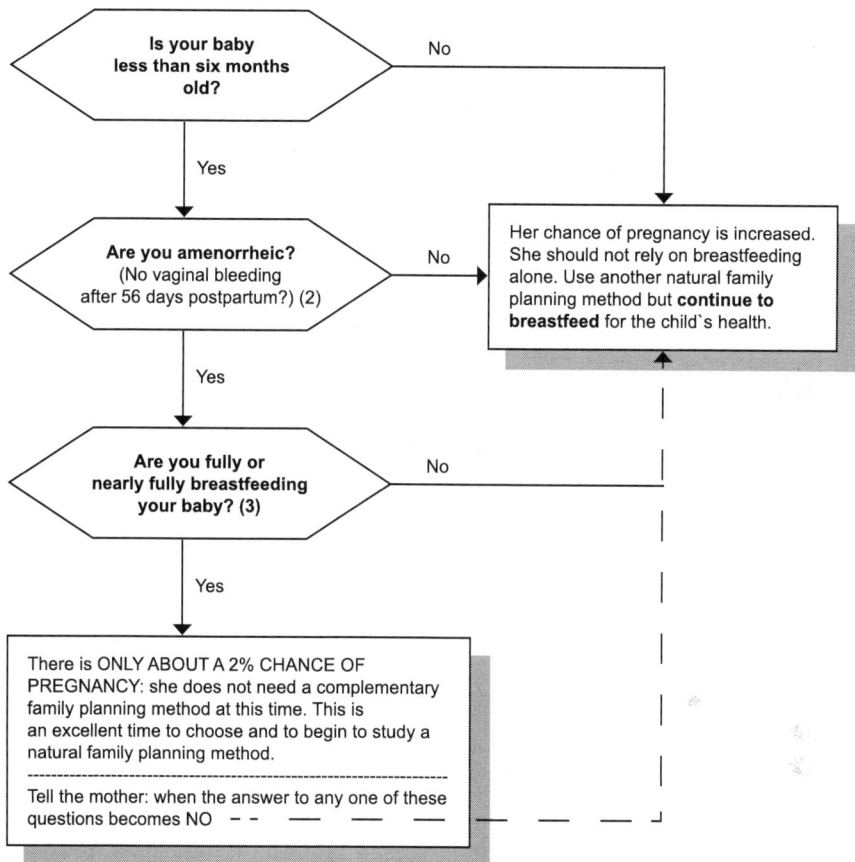

Abb. 6.1: Anwendung von LAM in den ersten 6 Monaten p. p. – Fragen an die Stillfrau (Guidelines for breastfeeding in Family Planning and Child Survival Programs/ Georgetown University Washington D. C. 1991)

6.4.2 Chile

Fall-Kontroll-Interventionsstudie

Vor der Implementierung eines organisierten Stillprogramms wurde LAM zunächst v. a. in Chile mittels einer Fall-Kontroll-Interventionsstudie klinisch getestet (Perez et al. 1991). LAM zeigte sich hochwirksam mit einer 0,5–15 prozentigen Schwangerschaftsrate in der Life-Table-Analyse. Weitere Studien folgten.

Städtischer Raum

Zwischen 1989 und 1990 wurden 236 vollstillende Frauen aus städtischer Umgebung prospektiv untersucht (Diaz et al. 1991). Dabei wurde die Stilldefinition von Labbok zugrunde gelegt. Es wurden zwei Zeiträume betrachtet: 0 bis 6 Monate und 7 bis 12 Monate. Neben dem Stillverhalten wurde auch das Ernährungsverhalten der Mütter genau erfasst. Die errechnete Schwangerschaftswahrscheinlichkeit für vollstillende Frauen ohne Regelblutung lag für die ersten 6 Monate bei 0,9 %, für die zweiten 6 Monate bei 17 %, was das Ergebnis von Bellagio voll bestätigte.

Santiago de Chile

422 der Mittelklasse angehörende Stillfrauen wurden in Santiago/Chile untersucht.

Alle Frauen wurden erstmals zwischen dem 7. und 10. postpartalen Tag kontaktiert und erhielten Informationen über alle zur Verfügung stehenden Familienplanungsmethoden (Pérez et al. 1992). Gleichzeitig erhielten sie Informationen zu LAM. Die Folgetermine fanden in der Klinik an den Tagen 30, 60, 90, 120, 150 und 180 p. p. statt. Bei diesen Terminen, an denen Daten zum Stillverhalten erhoben wurden, erhielten die Mütter, die die Termine gemeinsam mit ihren Kindern wahrnahmen, neben wiederholten Informationen zu allen Formen der empfängnisregelnden Methoden ein gesundheitliches Versorgungsangebot für Mutter und Kind.

Die kumulative Life-Table-Schwangerschaftsrate mit LAM für die ersten sechs postpartalen Monate betrug für die Frauen, die nur LAM anwendeten, 0,45 %. Eine einzige Frau wurde im 6. postpartalen Monat trotz LAM schwanger.

Berufstätige Frauen

Eine Frage, die diese Studie untersuchen sollte, war, inwieweit sich die Trennung von Stillmutter und Kind auf die Fertilität auswirkt (Valdes et al. 2000).

170 Frauen aus der Mittelschicht, die in Santiago lebten und vor dem 120. postpartalen Tag wieder an ihren Arbeitsplatz zurückkehren wollten, wurden in diese Studie aufgenommen. Alle Frauen wurden in LAM eingewiesen und aufgefordert, in ihrer Abwesenheit mindestens alle vier Stunden Milch per Hand auszudrücken, um so einen Vorrat für das Kind einzufrieren und den Stimulus für die Brust zu erhalten.

Tab. 6.7: Effektivität von LAM bei berufstätigen Frauen (Valdes et al. 2000)

Monat postpartum	Anzahl Frauen	Anzahl Schwangerschaften	Wahrscheinlichkeit »not being pregnant«	Kumulative Schwangerschaftsrate	Konfidenzintervall
1	170	0	1	0	-
2	168	0	1	0	-
3	149	0	1	0	-
4	95	1	0.988 ± 0.012	1,2	0,36
5	68	1	0.988 ± 0.0201	2,9	0,68
6	51	1	0.988 ± 0.0299	5,2	0,111

Die kumulative Life-Table Schwangerschaftsrate nach sechs Monaten betrug 5,2 % mit drei Schwangerschaften im 4., 5. und 6. postpartalen Monat. Damit lag sie deutlich über der für LAM gewonnenen Zahl von 2 %. Das bedeutet aber, dass in der Beratung berufstätige Frauen darauf hingewiesen werden müssen, dass die regelmäßige räumliche Trennung von ihrem Stillkind über mehrere Stunden mit einem Verlust an Sicherheit durch LAM einhergeht. (▶ Tab. 6.7).

6.4.3 Bolivien

Bolivien ist das Land mit der zweithöchsten Fruchtbarkeitsrate (TFR) Südamerikas. (Vitzhum et al. 2000). Sowohl aus kulturellen und ökonomischen Gründen als auch aus Gründen der mangelhaften Infrastruktur sind »Fertility Awareness-Methoden« und Rhythmus-Methoden weit verbreitet.

Stillen ist traditionell etabliert und die Frauen stillen weit über das Wiedereinsetzen der Blutung hinaus. Die durchschnittliche Dauer der Post-partum-Amenorrhoe liegt bei 10,2 Monaten, die mittlere Stilldauer bei 17,6 Monaten (Vitzhum 2000).

Studien zu Blutungsmustern bei stillenden indigenen Aymara-Frauen in den Höhenlagen (4.000 m) Boliviens (Vitzhum et al. 2000), die keine Kontrazeptiva verwendeten, haben gezeigt, dass ihre Zyklen sich von denen nichtstillender Frauen unterscheiden. Sie haben in der Regel längere und unregelmäßigere Zyklen.

Was zunächst erstaunte, war, dass ihre postpartale Konzeptionsrate zweimal so hoch war wie bei den nichtstillenden Frauen. Allerdings traten diese Schwangerschaften mehr als ein Jahr nach der Entbindung auf, was mit den Beobachtungen zusammenpasst, dass die postpartale Fertilität bei den stillenden Frauen zunächst deutlich reduziert ist, aber dann mit der Zeit trotz Stillen zunimmt.

Die Beobachtungen stellen damit die Möglichkeiten von LAM nicht in Frage. Vielmehr erklären die Untersucher die höhere Schwangerschaftsrate dadurch, dass in der untersuchten Population vor allem Rhythmus-Methoden angewandt wurden, die für eine sichere Anwendung einen regelmäßigen Zyklus erfordern, was bei diesen Frauen eher die Ausnahme war.

Die Höhenlage scheint die Fertilität nicht eingeschränkt zu haben. Das bolivianische Altiplano ist gekennzeichnet durch kalte und raue Winde, hohe Sonneneinstrahlung, jahreszeitlich bedingte Trockenheit, begrenzte landwirtschaftliche Erträge, Armut und schlechte Ernährung sowie das allgemeine Fehlen von Strom, Brennstoff, sauberem Wasser, einwandfreien sanitären Anlagen, befestigten Straßen und angemessener Gesundheitsversorgung, was sich auf das Zyklusverhalten auswirken kann. Die dort lebenden Frauen sind aber an diese Lebensbedingungen adaptiert, was auch ihre Fruchtbarkeitsrate zeigt.

6.4.4 Bangladesch

Im Anschluss an den Bellagio Consensus und die Verabschiedung von LAM als Angebot für die ersten sechs postpartalen Monaten stellte sich die Frage, ob LAM an die lokalen Bedingungen angepasst werden sollte/musste.

Daten von 4.580 Bangladeshi-Frauen wurden in Beziehung auf ihr Stillverhalten, ihre Amenorrhoe, Kontrazeption und Schwangerschaft analysiert (Weis 1993).

Das mediane Intervall der Laktationsamenorrhoe lag bei 12 Monaten, wobei 10% der Frauen noch nach 24 Monaten keine Blutung beobachtet hatten.

Während einige menstruierende Stillfrauen bereits nach drei und mehr postpartalen Monaten wieder schwanger wurden, traten bei stillenden amenorrhoischen Frauen Schwangerschaften erst jenseits von 12 Monaten post partum auf. Diese Frauen hatten damit eine gute »kontrazeptive« Situation ohne Bedarf an modernen Kontrazeptiva.

6.4.5 Australien

Diese prospektive Studie mit 101 Stillmüttern über 25 Monate erfasste neben dem Stillverhalten und der Dauer der Amenorrhoe die Hormonprofile mittels Speichelproben (Lewis et al. 1991). Die längste anovulatorische Zeitspanne betrug 750 Tage, die späteste Blutung trat nach 698 Tagen auf. Damit bestätigte diese Studie die Wirksamkeit des Bellagio Consensus.

6.4.6 USA

Eine in den USA verantwortete internationale Multicenter-Studie mit 362 stillenden Frauen sollte u.a. überprüfen, inwieweit LAM auch mit wenigen Kontakten (Erstkontakt plus Kontakt nach sieben Monaten) unter Alltagsbedingungen bei Frauen unterschiedlicher Ethnie und aus unterschiedlichen Kulturen effektiv funktioniert und welche Methoden nach LAM Verwendung finden (Peterson 2000). Die Studiendaten wurden an mehreren Standorten gesammelt und vom Institute for Reproductive Health der Georgetown University und dem Department of Nutrition der University of Connecticut ausgewertet.

Es trat im gesamten Beobachtungszeitraum keine Schwangerschaft auf, LAM erreichte in dieser Studie eine 100%ige Life-Table Effektivität.

Die Zufriedenheit der Studienteilnehmerinnen war mit einer Gesamtrate von 86,4 % (n = 261) hoch (▶ Tab. 6.8) und 91,7 % (n = 277) sagten, dass sie keine Probleme mit der Anwendung von LAM hatten. Der Wechsel zu einer anderen Methode nach LAM im 7. postpartalen Monat betrug 67 %.

Tab. 6.8: Zufriedenheit mit LAM (Angaben in Prozent (n)) (Peterson 2000)

Land	Sehr zufrieden mit LAM	Keine Probleme mit LAM
Ägypten	91,8 (45)	100 (49)
Mexiko	65,7 (23)	94,3 (33)
Nigeria/Jos	97,6 (41)	100 (42)
Nigeria/Sagamu	98,0 (48)	91,8 (45)
Philippinen	80,0 (32)	87,5 (35)
Deutschland/Italien	80,6 (29)	94,4 (34)
Schweden	70,0 (7)	70,0 (7)
United Kingdom	95,0 (19)	80,0 (16)
USA	81,0 (17)	76,2 (16)
Durchschnitt über alle	86,4 (261)	91,7 (277)

6.4.7 USA/Manila

60 Stillfrauen in Baltimore/USA und 41 Stillfrauen in Manila/Philippinen wurde über 6 Monate mittels Radioimmunessay und Dokumentation des Stillverhaltens prospektiv begleitet (Gray 1990). Die stillenden Frauen unterschieden sich dadurch, dass im ersten Lebensjahr die Mütter in Manila ihre Kinder tagsüber häufiger stillten als die Mütter in Baltimore, dass aber die individuelle Stilldauer pro Mahlzeit in Baltimore dafür länger war als in Manila. Im Ergebnis hatten aber beide Gruppen in den ersten 6 Monaten den ausreichenden Schutz durch LAM.

6.4.8 Cochrane und LAM

2015 haben van der Wijden und Manion ihr Cochrane Review zu LAM (inklusive Informationen und Unterstützung der Stillfrauen) als sichere kontrazeptive Methode in der Stillzeit publiziert. Ihr Ziel war es zu überprüfen, inwieweit sich die Sicherheit von LAM als kontrazeptive Methode von der Situation unterscheidet, dass Stillen an sich ohne weitere Informationen als Methode zur Vermeidung einer Schwangerschaft wirkt.

Sie wählten aus 459 möglichen Studien 159 aus, die das Risiko einer Schwangerschaft durch LAM bzw. während der Laktationsbedingten Amenorrhoe untersuchten. Die Kriterien waren: Prospektive Studie, eine Interventionsgruppe, sexuell aktive Frauen, Bestätigung einer Schwangerschaft durch körperliche Untersuchung oder Schwangerschaftstest. Endpunkte waren Life-Table-Menstruationsraten und Life-Table-Schwangerschaftsraten. Insgesamt wurden 15 Studien berücksichtigt (Cooney 1996; Diaz 1988a; Diaz 1988b; Diaz 1991; Diaz 1992; Egbuono 2005; Kazi 1995; Labbok 1997; Peréz 1991; Peréz 1992; Ramos 1996; Ravera 1995; Rodriguez 1993; Shaaban 2013; WHO 1999).

Die Untersucherinnen hatten die Herausforderung, die sich bereits für die Expertinnen des Bellagio Consensus gezeigt hatten, dass die Studien wegen der verschiedenen Bedingungen nur begrenzt vergleichbar waren (Definition Stillen, Blutung, Endpunkt der Studie etc.) und deswegen die Daten auch nicht gepoolt werden konnten. Von daher beschränkten sie sich auf die Life-Table Analyse.

Für die Anwenderinnen von LAM ergab sich in zwei Studien nach sechs Monaten eine Life-Table Schwangerschaftsrate von 0,45 % und 2,45 %. In einer kontrollierten Studie fanden sich 5 % und in acht unkontrollierten Studien Raten zwischen 0 und 7,5 %. Die Life-Table Zahlen für vollstillende amenorrhoische Frauen, die keinerlei Familienplanungsmethode anwendeten, waren in einer Studie 0,88 % und in einer zweiten Studie in Abhängigkeit von der Definition, die für die Blutung benutzt wurde, 0,9 % bis 1,2 %. In einer weiteren Studie hatten die Untersucherinnen sogar eine Schwangerschaftsrate für LAM von 32,8 % für die ersten sechs Monate gefunden (Türk 2010).

In ihrer Bewertung von LAM aufgrund ihres Reviews kritisieren die Autorinnen, dass in den vorliegenden Studien die Dauer der Stillzeit die Dauer der laktationsbedingten Amenorrhoe deutlich überstieg. Das ist aber nicht verwunderlich, bezieht sich LAM doch auf die erste postpartale Blutung bei vollem Stillen in den ersten sechs Monaten p. p. und gibt keine Auskunft zum Zyklusverhalten über diese Zeitspanne hinaus.

Auch das weitere Argument, dass vollstillende Frauen in den ersten sechs Monaten p. p. keine hohe Schwangerschaftsraten haben, ist nicht verwunderlich, unterdrückt doch Vollstillen die Ovulation wie bereits Studien z. B. in der Kalahari mit Stillfrauen gezeigt haben, die keine Kontrazeptiva verwendet haben.

Dass Frauen sich nicht erinnern, wann sie Beikost eingeführt haben oder eine Blutung übersehen, darf bezweifelt werden, und dass ein Blutungsmuster sich verändert, erleben Frauen immer wieder im Laufe ihres Lebens.

Ein grundsätzliches Missverständnis ist dem Kommentar »The LAM was introduced as a safe contraceptive method and a method to delay menstruation.« (van der Wijden 2015, S. 6) zu entnehmen. LAM ist eingeführt worden als eine »hormonale Methode des Übergangs« zwischen Entbindung und erster Ovulation p. p. Das bedeutet, dass LAM Auskunft gibt über einen möglichen Zeitpunkt der wiedereinsetzenden Fertilität in Abhängigkeit von den hormonellen Veränderungen im Körper der stillenden Frau. Dass möglicherweise die Frauen durch entsprechende Informationen deutlich intensiver stillen und dadurch sich die Menstruation verschiebt, ist ein möglicher Nebeneffekt, der aber nicht automatisch bewirkt werden kann.

LAM ist keine Methode wie das Kondom oder die Pille. LAM greift nicht in den Körper ein, sondern nutzt die natürlichen Zeichen, um der Frau anzuzeigen, ab wann eine andere Methode wieder angewendet werden muss, wenn keine Schwangerschaft angestrebt wird – allerspätestens nach sechs Monaten p. p.

6.5 Zusammenfassung

- Stillen beeinflusst den Zeitpunkt der Wiederkehr der Fruchtbarkeit.
- Entscheidend ist die Intensität des Stillens, also die Stillfrequenz – wie häufig ein Kind innerhalb von 24 Stunden an der Brust angelegt wird und saugt.
- Die Länge der Stillmahlzeit – ob 10 oder 30 Minuten pro Anlegen – ist ohne Effekt auf die Fruchtbarkeit.
- Nächtliches Stillen verstärkt den ovulationsunterdrückenden Effekt, allerdings kann sehr häufiges Stillen über Tag eine fehlende nächtliche Mahlzeit kompensieren.
- Bei vollem/ausschließlichem Stillen liegt die Wahrscheinlichkeit schwanger zu werden in den ersten 10 Wochen postpartal bei unter 1 %, in den

ersten sechs postpartalen Monaten ist sie höchsten 2%, vorausgesetzt bestimmte Bedingungen werden erfüllt (vgl. LAM).
- Je länger die Entbindung zurückliegt, umso höher die Wahrscheinlichkeit, dass die Fruchtbarkeit wieder einsetzt.
- Setzt der Zyklus relativ früh wieder ein, geht der ersten Blutung oft kein Eisprung voraus. Je später allerdings die erste postpartale Blutung auftritt, umso höher die Wahrscheinlichkeit, dass ohne »Vorwarnung« durch eine Blutung ein Eisprung auftritt.
- Manche Frauen müssen komplett abgestillt haben, ehe ihr Zyklus wieder einsetzt.
- Das Prolaktin ist bei vollem Stillen während der ersten zehn bis zwölf Wochen stark erhöht und bildet sich dann langsam zurück. Wenn ein kritischer Wert unterschritten wird, der individuell sehr unterschiedlich sein kann, setzen Zyklus und Fruchtbarkeit wieder ein.
- Stillt eine Frau ab, so setzt innerhalb der nächsten 6 Wochen der Zyklus wieder ein.
- Eine Frau, die nicht stillt, kann 6 bis 8 Wochen nach der Entbindung wieder schwanger werden.

7 Studien in Deutschland

7.1 Rückkehr der Fertilität nach der Geburt

Im Rahmen eines vom damaligen BMFSFJ geförderten Projekts zur Natürlichen Familienplanung ist in Zusammenarbeit mit der Arbeitsgemeinschaft Freier Stillgruppen (AFS) zwischen 1985 und 1990 eine große Studie zur Rückkehr der Fertilität nach der Geburt auf den Weg gebracht worden (Sottong & Bremme 1988; Sottong et al. 1991, 1992). Ziel der Studie war:

1. Bestimmung des frühesten Zeitpunkts, an dem eine stillende Frau wieder konzipieren kann, und Erfassung der Faktoren, die diesen Zeitpunkt beeinflussen.
2. Beschreiben von Zeichen bzw. körperlichen Veränderungen, die einer Frau das Wiedereintreten der Fruchtbarkeit anzeigen.

Bei Eintritt in die Studie wurden die Personenstandsdaten, der Schwangerschaftsverlauf und das Wochenbett über codierte Fragebögen erfasst und das angestrebte Stillverhalten sowie Pläne für weitere Schwangerschaften diskutiert.

Die Frauen waren bei Studieneintritt zwischen 21 und 41 Jahre alt (im Durchschnitt 28 Jahre) und hatten zwischen einem und vier Kinder. Insgesamt nahmen 173 vollstillende Frauen mit 785 Zyklen an der Studie teil.

Die von ihnen möglichst Tag für Tag dokumentierten Daten betrafen das Stillverhalten, die Sexualkontakte und die Beobachtungen der zyklischen Fertilitätszeichen (Basaltemperatur, Zervixschleim, Gebärmutterhals) ab der Entbindung bis zur ersten vollwertigen Ovulation. Spätestens ab der 3. Woche p. p. sollten die Teilnehmerinnen regelmäßig ihre Temperatur messen und in ein eigens für diese Studie erstelltes Zyklusblatt eintragen. Dieses Stillzyklusblatt findet nach Abschluss der Studie in vereinfachter Form (▶ Abb. 7.1) bis heute Verwendung.

Die Ovulation wurde über die biphasische Basaltemperaturkurve bestimmt. Von einer suffizienten Corpus-luteum-Phase und damit von einer vollwertigen Ovulation wurde ausgegangen, wenn die Hochlage, also die Lutealphase mindestens 10 Tage betrug.

7.1 Rückkehr der Fertilität nach der Geburt

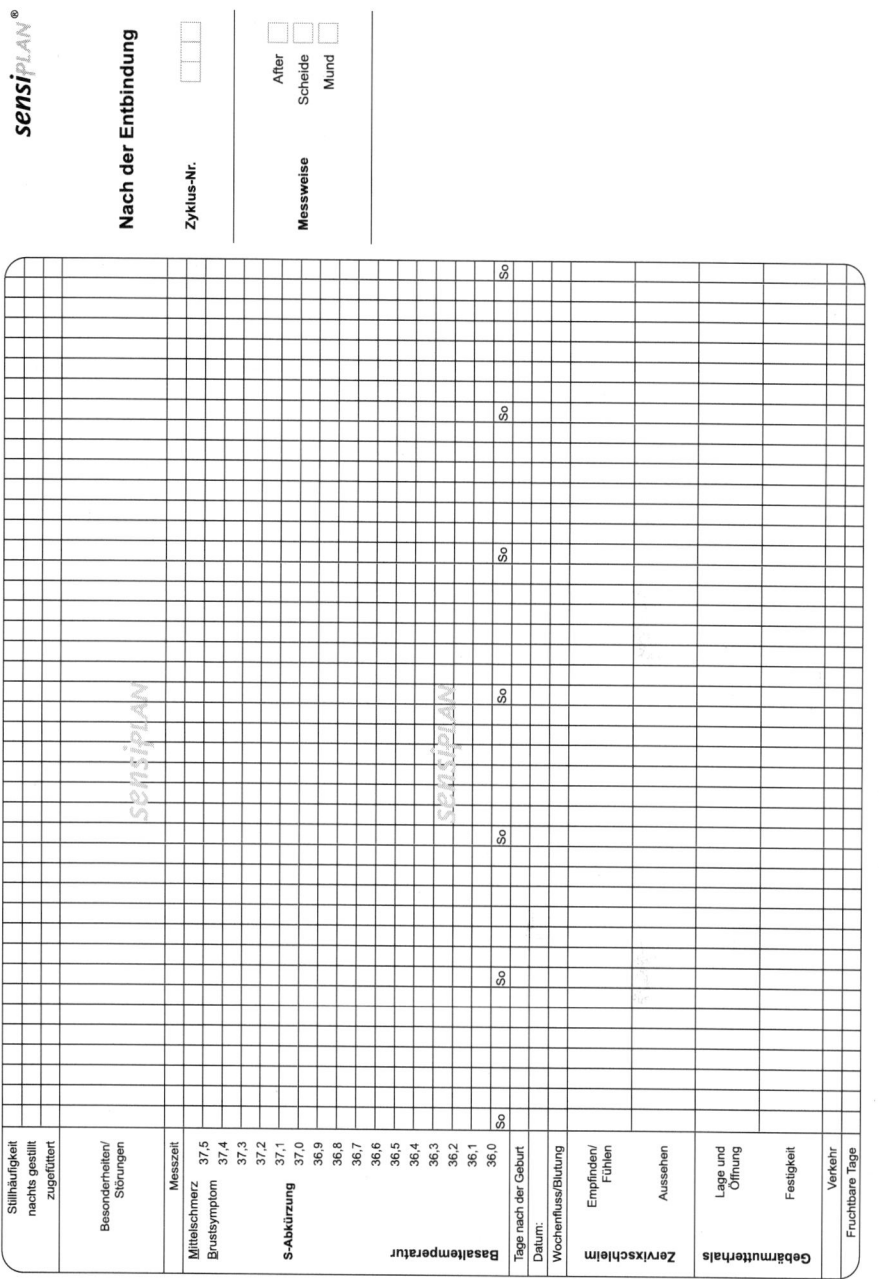

Abb. 7.1: Vereinfachtes Stillzyklusblatt (mit freundlicher Genehmigung der Malteser Arbeitsgruppe NFP)

> Wie Studien gezeigt haben (u.a. McNeilly et al. 1982), sind Corpus-luteum-Insuffizienzen in der postpartalen Stillzeit typisch. In einer Studie in Edinburgh mit 27 Stillfrauen und 10 nichtstillenden Frauen hatten nur 13 eine normale Lutealphase bei der ersten Ovulation p. p. Auch in den Folgezyklen war der Anteil der verkürzten Lutealphasen immer noch höher als normal.

Die Stillzyklusblätter und die persönlichen Daten wurden codiert erfasst und regelmäßig ans Studienzentrum geschickt (▶ Abb. 7.2).

7.2 Beispiel aus dem Forschungsprojekt (anonymisiert)

Den im Folgenden abgebildeten Still- und Zyklusverlauf bis zur Rückkehr der Fertilität (erste vollwertige Ovulation) hat eine 30-jährige Studienteilnehmerin, die ihr 3. Kind stillt, eingereicht (▶ Abb. 7.2).

Ihre Beobachtungen und ihr Stillverhalten hat sie an Tag 41 p. p. begonnen. In den ersten 56 Tagen (78 Wochen) p. p. hat sie keine Blutung beobachtet.

Sie hat überwiegend 5- bis 7-mal in 24 Stunden gestillt, nachts nur gelegentlich. Nach 180 Tagen (6 Monaten), mit dem Ende des von LAM angegebenen Zeitraums, stillt sie immer noch voll und hat bisher keine Blutung beobachtete.

An Tag 198 p. p., rund 28 Wochen bzw. knapp 7 Monate p. p. führt sie erstmals Beikost ein (zufüttern) (Übergang Teilstillen). An Tag 266 p. p., fast neun Monate nach der Entbindung beobachtet sie einen Anstieg der Basaltemperatur mit einer Hochlage von 9 Tagen. Erst im Folgezyklus erreicht ihre Hochlage 11 Tage und zeigt damit die erste vollwertige Ovulation p. p. an.

7.2 Beispiel aus dem Forschungsprojekt (anonymisiert)

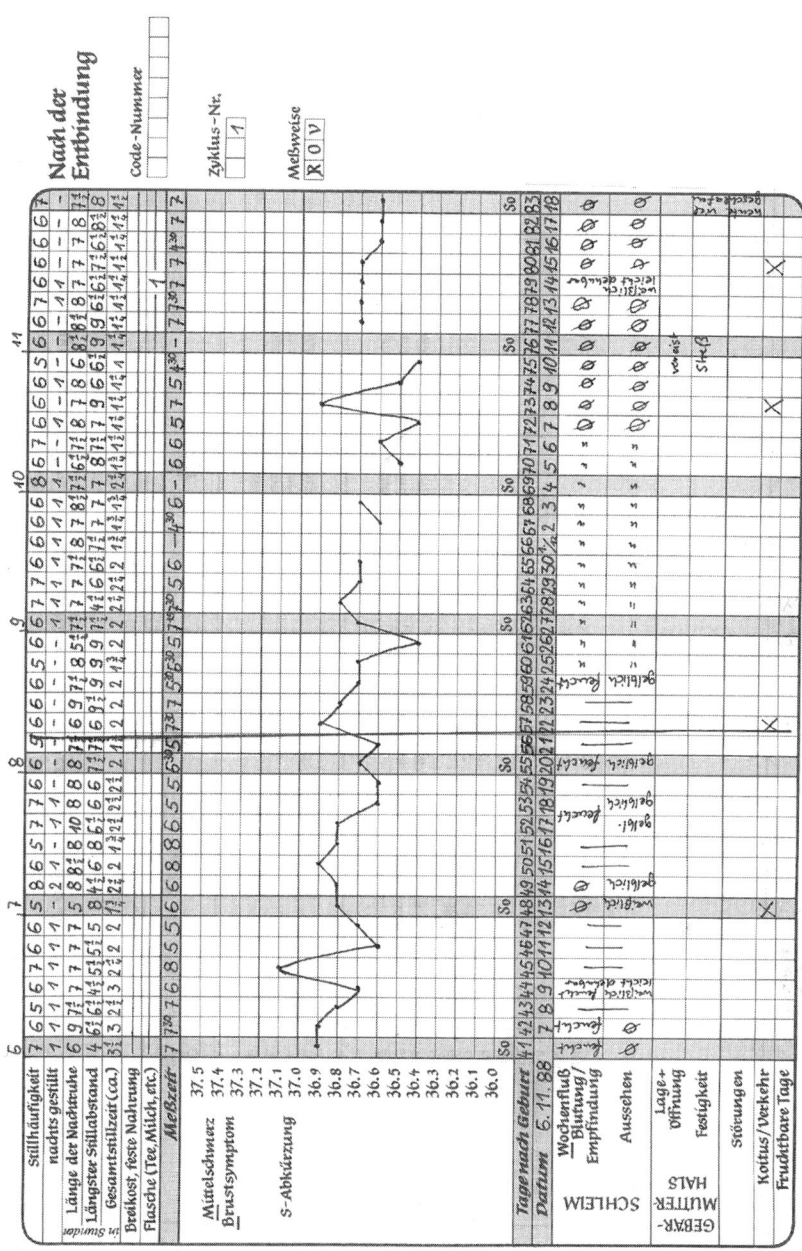

Abb. 7.2: Studienstillblatt mit Daten – Studienzyklusblatt einer 30-jährigen Frau, die ihr drittes Kind entbunden hat und 6 Wochen p. p. mit den Aufzeichnungen beginnt (aus dem NFP-Forschungsprojekt).

7 Studien in Deutschland

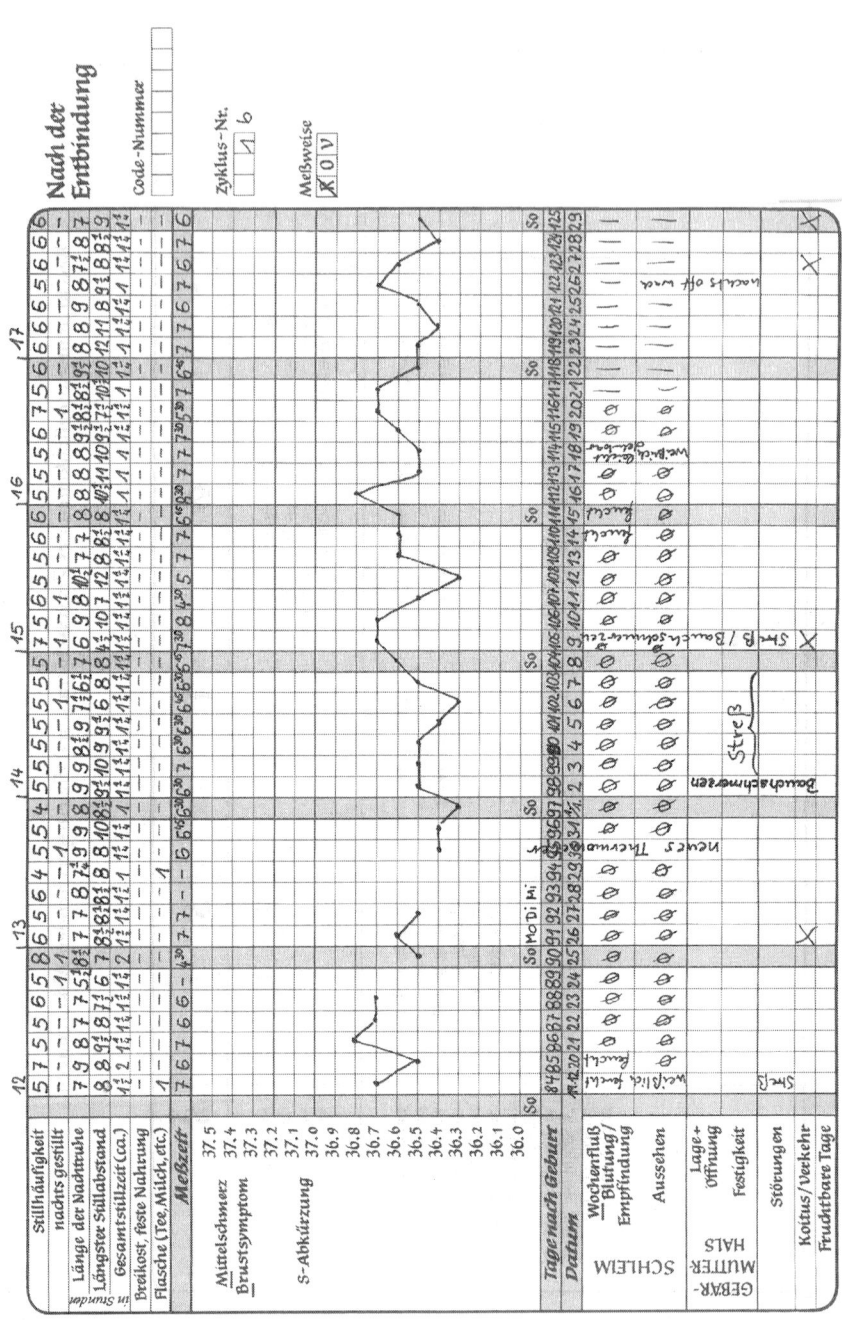

7.2 Beispiel aus dem Forschungsprojekt (anonymisiert)

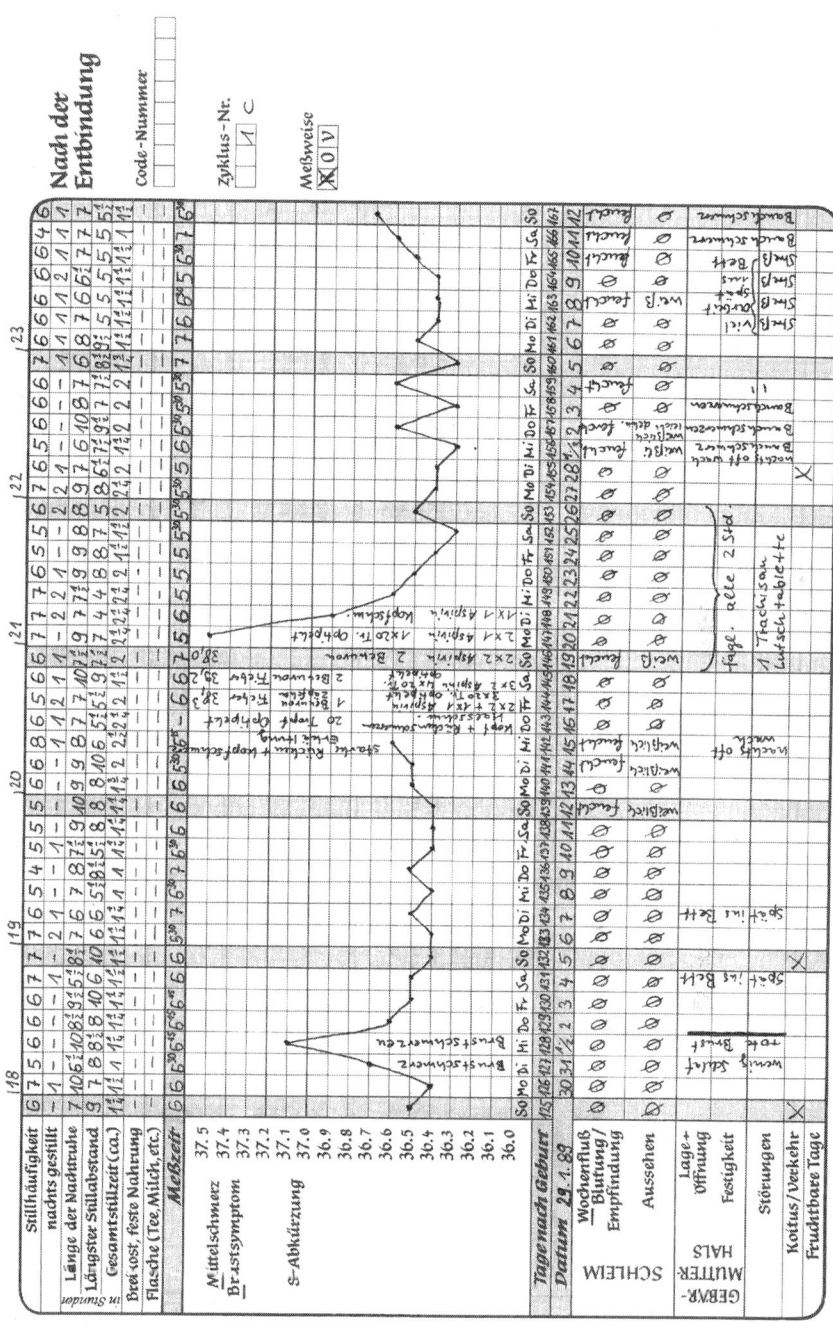

7 Studien in Deutschland

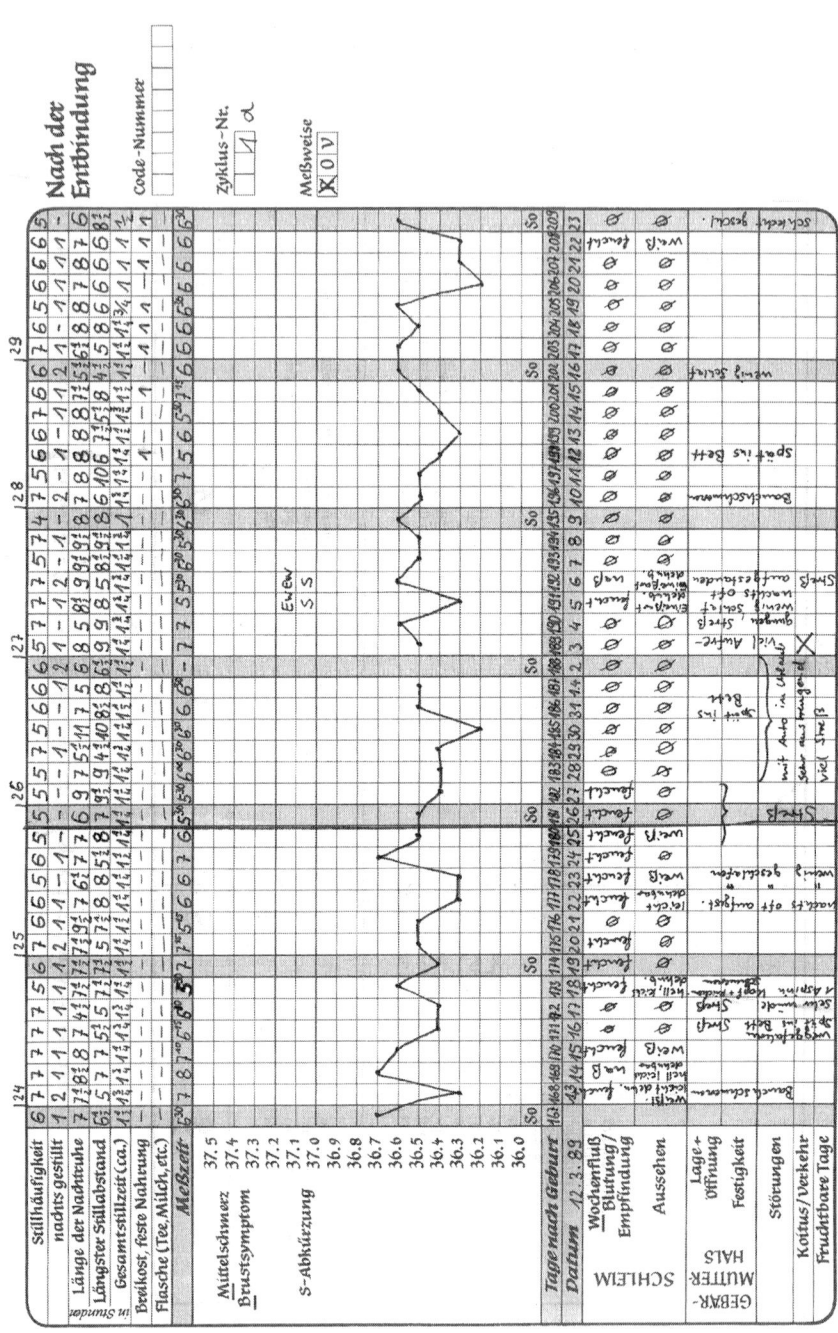

92

7.2 Beispiel aus dem Forschungsprojekt (anonymisiert)

7 Studien in Deutschland

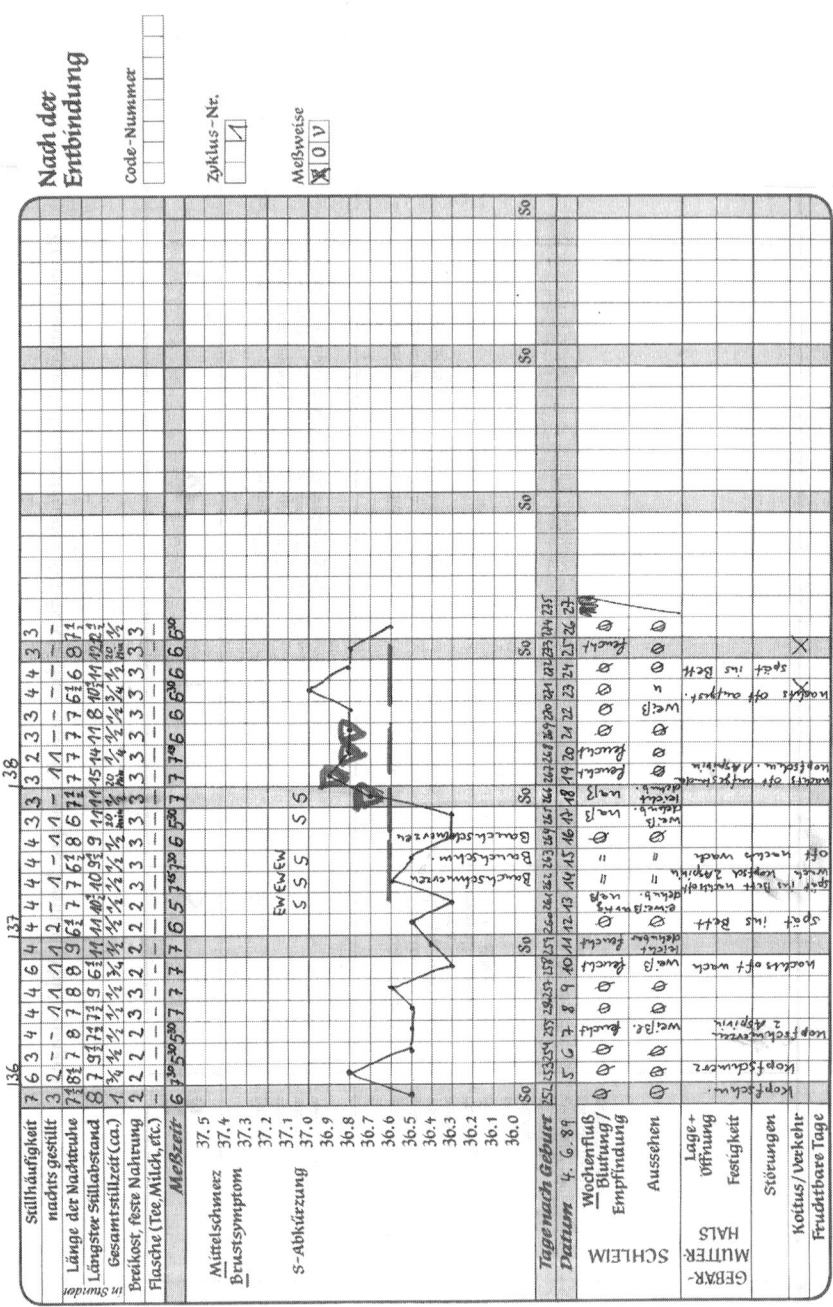

7.2 Beispiel aus dem Forschungsprojekt (anonymisiert)

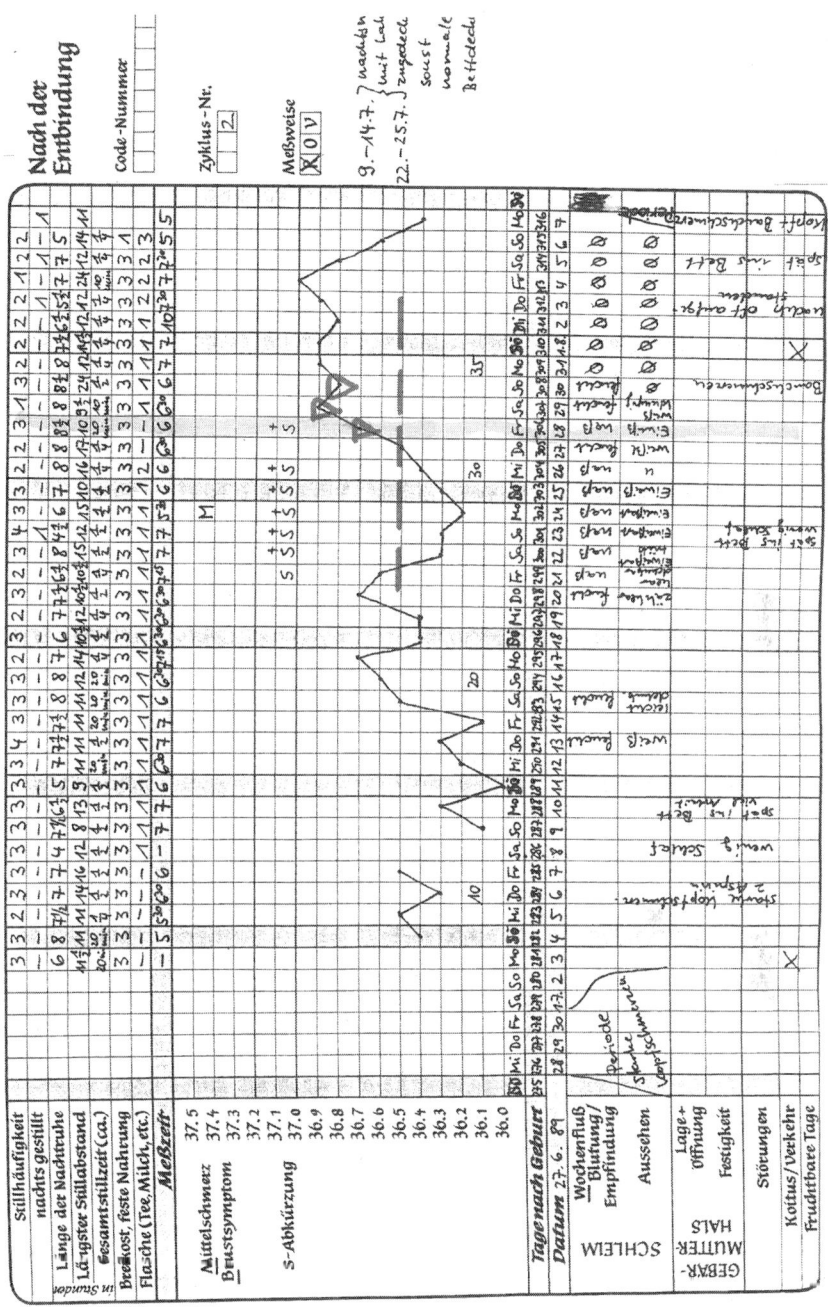

7.3 Ergebnisse

7.3.1 Erste vollwertige Ovulation p. p.

Es zeigte sich, dass bei den vollstillenden Frauen die Zeitspanne für das Eintreten der ersten vollwertigen postpartalen Ovulation zwischen der 14. Woche und mehr als zwei Jahren p. p. lag (Sottong et al. 1991) (▶ Abb. 7.3).

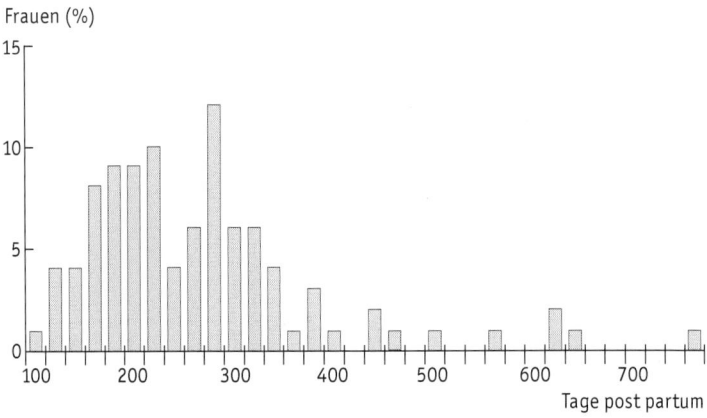

Abb. 7.3: Erste Ovulation p. p. bei 102 Frauen, die im Durchschnitt 5,5 Monate voll gestillt haben (Sottong et al. 1992)

Von den 1. vollwertigen Hochlagen sind fünf noch in der Phase des vollen Stillens aufgetreten. Drei im 5./6. postpartalen Monat, zwei im 7./8. postpartalen Monat.

Was bei allen diesen Betrachtungen fehlte, war die Information über den jeweils individuellen Verlauf der zurückkehrenden Fruchtbarkeit bis zur ersten vollwertigen Ovulation, sozusagen das Fruchtbarkeitsprofil mit der Aussage darüber, ab wann die jeweilige Frau wieder hätte konzipieren können. Deshalb wurden die Daten von 49 Stillfrauen, deren Aufzeichnungen ab dem Zeitpunkt der Entbindung inklusive Stillverhalten komplett vorlagen, ausgewertet und ein je individuelles Fruchtbarkeitsprofil erstellt.

7.3.2 Individuelle Fertilitätsmuster

Erfasst wurden alle Blutungen, auch in den ersten 56 Tagen p. p., sowie alle Ovulationen. Als vollwertige Ovulation wurde diejenige angesehen, der eine Temperaturhochlage von 10 und mehr Tagen folgte (▶ Abb. 7.4).

Diese Grafik ist so angelegt, dass sie neben den individuellen Informationen auch eine Übersicht für eine mögliche LAM-Anwendung erlaubt. Die ersten 56 Tage (8 Wochen), die für eine Blutung ausgespart werden, sind mit einem dickeren Balken gekennzeichnet. Auch die 180 Tage (6 Monate), die das Ende von LAM kennzeichnen, sind extra gekennzeichnet.

Bei 44 % der Frauen gingen der ersten Hochlage eine oder mehrere Blutungen voraus. Etwa die Hälfte, 23 Frauen, die unter vollem Stillen relativ schnell nach den ersten 56 Tagen eine Blutung hatten, hatten auch Blutungen in den ersten 56 Tagen. Acht Frauen hatten in den ersten sechs Monaten vollwertige Ovulationen, aber nur eine Frau bei vollem Stillen ohne vorausgehende Blutung (mit Ausnahme einer Blutung in den ersten 8 Wochen).

Zwei weitere Frauen hatten vollwertige Ovulationen ohne eine Vorwarnung durch eine Blutung, aber erst acht bzw. elf Monate p. p. Während eine der beiden Frauen noch teilstillte, hatte die andere Frau bereits abgestillt. Im Falle einer erneuten Schwangerschaft hätten diese beiden Frauen zwischen Entbindung und Schwangerschaft keine einzige Blutung beobachtet, auch nicht in den ersten 8 Wochen p. p.

Dass keine der Stillfrauen in den ersten 14 Wochen eine Ovulation ohne vorausgehende Blutung hatte, stimmt mit den Beobachtungen von Perez (1992) und anderen überein, die für die ersten 12 postpartalen Wochen mit ihren Studien einen sicheren Konzeptionsschutz bei vollem Stillen durch LAM gezeigt haben (▶ Tab. 7.1).

7 Studien in Deutschland

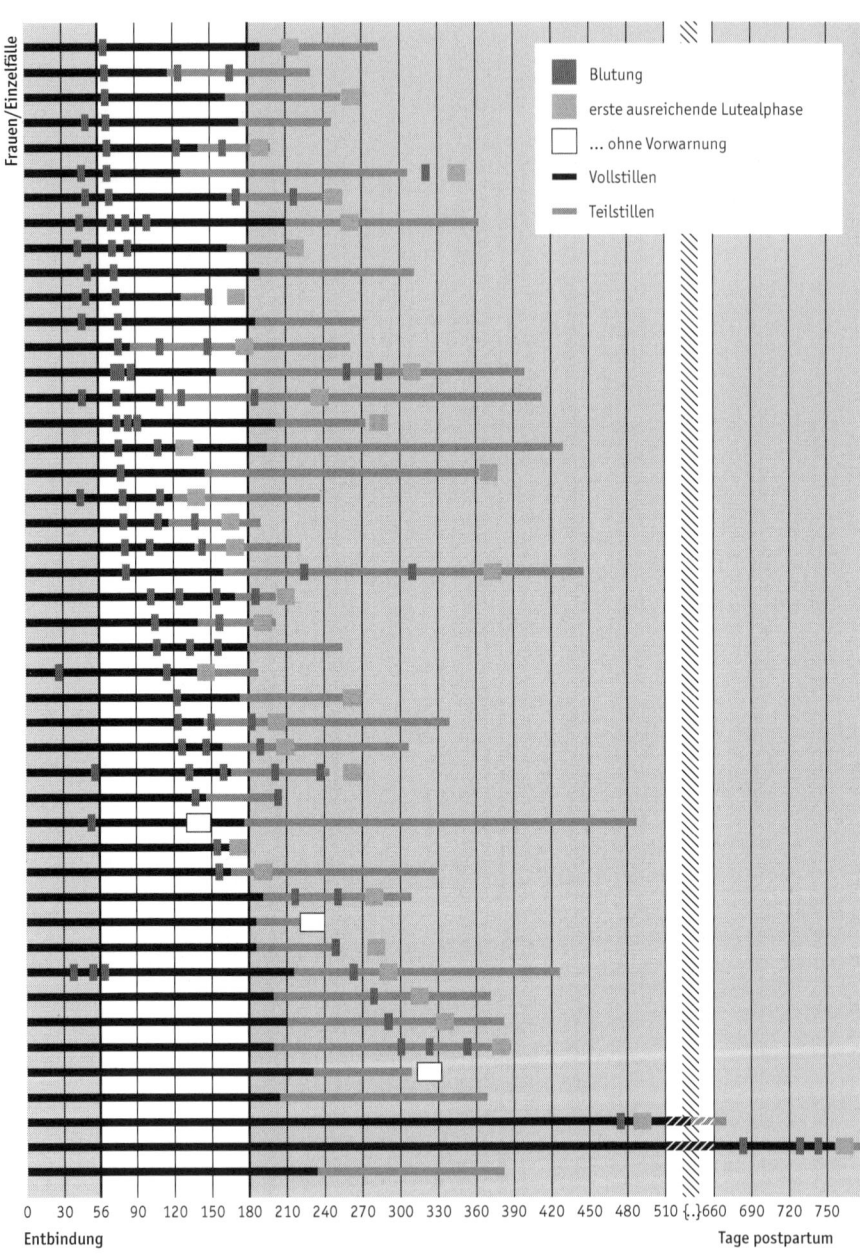

Abb. 7.4: Übersicht über das jeweilige individuelle Fruchtbarkeitsmuster p. p. (n = 49) (Sottong 1991)

Tab. 7.1: Konzeptionsschutz durch Stillen (Perez et al. 1992)

	Vollstillen	Teilstillen	Nicht-Stillen
Ohne Blutung	Schwangerschaftswahrscheinlichkeit • in den ersten 12 Wochen p. p. unter 1 % • in den ersten 6 Monaten unter 2 %	Keine definitive Aussage möglich, meist ab 40 Tage p. p. Wiedereinsetzen des Zyklus.	Meist nach 35 Tagen Wiedereinsetzen des Zyklus.
Mit Blutung ab dem 57. Tag oder sichere Zeichen der Fertilität (BBT, Zervixschleim, etc.)	Ab Auftreten einer Variante muss Fertilität angenommen werden.	Ab Auftreten einer Variante muss Fertilität angenommen werden.	Ab Auftreten einer Variante muss Fertilität angenommen werden.

(Unter Vollstillen wird hier Ökologisches Stillen verstanden.)

7.3.3 Abstand von 1. zur 2. vollwertigen Ovulation

Interessant war die Frage, in welchem Zyklusabstand zur 1. vollwertigen Ovulation die 2. vollwertige Ovulation auftrat. Da eine Reihe von Frauen mit Erreichen der ersten Ovulation die Studie verlassen hat und zwei Frauen mit der ersten vollwertigen Ovulation bewusst schwanger geworden sind, lagen zur Beantwortung dieser Frage nur Daten von 42 Frauen vor.

Bei 14 von 42 Frauen (33,3 %) folgte sofort im Anschluss an die erste vollwertige Ovulation im 2. Zyklus ebenfalls eine vollwertige Ovulation. Weitere 10 Frauen (23,8 %) mussten einen Zyklus lang auf die 2. vollwertige Ovulation warten. Im Durchschnitt lagen 3,3 (± 3,0) Zyklen zwischen der 1. und 2. vollwertigen Ovulation.

7.3.4 Stillfrequenz und Länge der ersten Temperaturhochlage p. p.

Bei der Analyse der Daten zeigte sich, dass je seltener die Frauen im Durchschnitt stillten, desto länger die erste Hochlage bzw. je seltener die Frauen das Kind in 24 Stunden anlegten, desto eher bildete sich eine vollwertige Hochlage (vollwertige Ovulation) aus.

7.3.5 Weitere Einfluss-Variablen

Das Alter der Mutter zum Zeitpunkt der Entbindung und die Kinderzahl verlängerten den Zeitraum bis zur ersten vollwertigen Ovulation und damit zur Rückkehr der Fertilität. Eine Erklärung für den Einfluss der Kinderzahl könnte sein, dass die Frauen, wie in der Studie beobachtet, je mehr Kinder sie hatten, umso häufiger die Kinder anlegten bei gleichbleibender Stilldauer in 24 Stunden. Das wiederum unterstreicht die Bedeutung der Stillfrequenz.

Keinen Einfluss auf den Zeitpunkt der wiederkehrenden Fruchtbarkeit hatten in diesem Kollektiv das Stillverhalten in den ersten Lebenstagen des Kindes, die Umstände der Entbindung, der Ort der Entbindung (Haus- oder Klinikgeburt), die Zugabe von Glucose in den ersten Tagen, Geschlecht des Kindes, sein Geburtsgewicht, Rooming-in und Schlafgewohnheiten von Mutter und Kind (Kind schläft neben oder im Bett der Mutter oder im eigenen Zimmer).

7.4 Zusammenfassung

Diese Untersuchungen bestätigen die in der LAM-Methode erfassten Beobachtungen und Regeln:

- Bei Frauen, die nach der Entbindung nicht oder teilstillen, kann nach 4 bis 6 Wochen postpartum wieder mit einer normalen Follikelreifung und Ovulation gerechnet werden.
- Stillen beeinflusst den Zeitpunkt der Wiederkehr der Fruchtbarkeit.
- Entscheidend ist die Stillfrequenz, also wie häufig ein Kind innerhalb von 24 Stunden an der Brust angelegt wird und saugt.
- Die Länge der Stillmahlzeit – ob 10 oder 30 Minuten pro Anlegen – ist ohne Effekt auf die Fruchtbarkeit.
- Nächtliches Stillen verstärkt den ovulationsunterdrückenden Effekt, allerdings kann sehr häufiges Stillen über Tag eine fehlende nächtliche Mahlzeit kompensieren.
- Bei vollem/ausschließlichem Stillen liegt die Wahrscheinlichkeit schwanger zu werden in den ersten 10 Wochen postpartal bei unter 1 %, in den ersten postpartalen Monaten ist sie höchstens 2 %, vorausgesetzt bestimmte Bedingungen werden erfüllt (vgl. LAM).

- Je länger die Entbindung zurückliegt, umso höher die Wahrscheinlichkeit, dass die Fruchtbarkeit wieder einsetzt.
- Setzt der Zyklus früh wieder ein, geht der ersten Blutung oft kein Eisprung voraus.
- Je später die erste postpartale Blutung auftritt, umso höher die Wahrscheinlichkeit, dass ohne »Vorwarnung« durch eine Blutung ein Eisprung auftritt.
- Manche Frauen müssen komplett abgestillt haben, ehe ihr Zyklus wieder einsetzt.
- Wenn eine Frau LAM anwendet, muss sie, wenn sie weniger stillt, Blutungen auftreten oder das Kind 6 Monate alt wird, ab sofort von Fruchtbarkeit ausgehen und sich nach einer Verhütungsmethode umsehen.

8 Sexualität und Partnerschaft

8.1 Wenn sich alles verändert

Schwangerschaft, Entbindung und Wochenbett sind für jede Frau eine einschneidende Phase. Der Körper verändert sich, die Brüste werden größer und schwerer, die Mobilität ist im Laufe der Monate mehr und mehr eingeschränkt und manche Frau kann am Ende der Schwangerschaft nicht mehr in der gewohnten Position schlafen. Gleichzeitig wächst in ihrem Körper ein neues Wesen heran, das mit ihr im wahrsten Sinne des Wortes in Kontakt tritt und dessen Äußeres sie mit Spannung erwartet.

Gleichzeitig verändert sich die Partnerschaft. Gerade beim ersten Kind wird aus einer Zweier- eine Dreierbeziehung mit allem, was dazu gehört. Hinzu kommt, dass nicht jede Schwangerschaft beabsichtigt ist und auch nicht jeder Partner präsent ist und die werdende Mutter über die Monate liebevoll begleitet.

In der Zeit des Übergangs zur Elternschaft können viele körperliche, psychologische und soziale Veränderungen das Thema der Sexualität betreffen. Dieser Bereich spielt eine wichtige Rolle für das allgemeine Wohlbefinden des Einzelnen, des Paares und der Familie.

Frauen, die ihr erstes Kind stillen, erleben oft eine Achterbahn der Gefühle. Manche Frauen sind peinlich berührt, wenn sie erleben, dass die Stimulierung der Brustwarzen durch das kindliche Saugen bei ihnen sinnliche Empfindungen auslöst. Andere erleben die Kontraktionen der Gebärmutter im Wochenbett ausgelöst durch das kindliche Saugen als unangenehm bis schmerzhaft.

Manche Frauen genießen den Verkehr nach der Entbindung mehr als vorher, andere gehen so in der Beziehung zum Kind auf, dass sie Sexualität in einer anderen Dimension erleben als vorher und genitaler Sex weniger dringend ist.

Auch die veränderten Lebensumstände, ein neuer Tagesrhythmus, der Verlust an den bisherigen sozialen Kontakten im Arbeitsplatzumfeld, durchwachte Nächte verbunden mit völliger Erschöpfung beeinflussen das mütterliche Wohlbefinden und strahlen auf die Partnerschaft aus. Eine Überlegung, die außerdem im Hintergrund bei diesen Fragen stets mitschwingt, ist, ab wann eine kontrazeptive Methode überhaupt wieder benötigt wird.

8.2 Erfahrungen von Stillfrauen weltweit

In verschiedenen Studien ist in den letzten Jahren der Versuch unternommen worden, die Erfahrungen von Stillfrauen und die Wiederaufnahme sexueller Kontakte zu quantifizieren. So hat Avery (Avery et al. 2000) 576 stillende Erstgebärende in einem großen privaten Krankenhaus im städtischen Minnesota bis zum Zeitpunkt des vollständigen Abstillens mit Fragebogen begleitet. Die Probandinnen füllten die ersten Fragebögen noch im Krankenhaus nach der Entbindung aus. Die Folgedaten wurden 1, 3, 6 und 12 Monate p. p. telefonisch erhoben. Diejenigen, die bis zum 12. Monat noch nicht abgestillt hatten, wurden alle drei Monate nachbeobachtet, bis das Kind vollständig entwöhnt war. Insgesamt waren die Frauen der Ansicht, dass sich das Stillen leicht negativ auf die physiologischen Aspekte der Sexualität auswirkt, aber die sexuelle Beziehung zu ihrem Partner nicht wesentlich beeinträchtigte. Darüber hinaus schätzten die stillenden Mütter die Einstellung ihrer Partner zum Stillen und zur Sexualität als leicht positiv ein und machten sich keine Sorgen, dass sexuelle Aktivitäten ihre Milchversorgung oder ihre Fähigkeit zu stillen beeinträchtigen könnten.

Auch ein Review in vier großen Datenbanken kam zu ähnlichen Ergebnissen (Grussu et al. 2021). Die sexuellen Aktivitäten wurden etwa sechs bis acht Wochen nach der Entbindung wieder aufgenommen und erholten sich erst nach sechs Monaten vollständig. Gleichzeitig berichteten die Frauen über Veränderungen im sexuellen Erleben wie weniger Orgasmus, sexuelles Verlangen und Befriedigung sowie mehr Dyspareunie. Auffallend ist, dass auch Matthies Untersuchungen an 330 postpartalen Frauen (Matthies 2019) darauf hindeuten, dass Frauen, die ausschließlich stillen, und Frauen, die über eine niedrige Partnerschaftsqualität berichten, vier Monate nach der Geburt eine höhere Wahrscheinlichkeit für sexuelle Funktionsstörungen aufweisen.

Anders die Ergebnisse einer prospektiven Studie mit 371 Müttern (Sula-Odu et al. 2008). Alle Mütter hatten zuvor eines ihrer Kinder mindestens sechs Monate lang gestillt, während die Mütter auch ihr letztes Kind im Durchschnitt 10,3 (± 4,0) Monate lang gestillt hatten. Im ersten Monat nach der Geburt verzichteten 84,6 % der Mütter auf Koitus, aber im 4. und 5. Monat war dieser Anteil auf 18,1 % gesunken, und nur 2,1 % hatte nach 11 bis 15 Monaten p. p. noch immer keinen Geschlechtsverkehr.

In einer weiteren prospektiven Studie wurden 370 Frauen nach der Entbindung alle 2 Wochen befragt, beginnend sechs Wochen p. p. bis 12 Wochen p. p. bzw. bis zum ersten Koitus p. p. (Sok et al. 2016). 304 Frauen (82 %) wurden bis zum ersten Geschlechtsverkehr begleitet. Bei der Life-Table-Analyse sechs

Wochen (42 Tage) nach der Entbindung hatten 132 (43 %) der Frauen den Geschlechtsverkehr wieder aufgenommen, aber nur 65 (49 %) dieser Frauen gaben an, Verhütungsmittel zu verwenden. Es gab keine signifikanten demografischen oder geburtshilflichen Unterschiede nach dem Zeitpunkt der Wiederaufnahme des Geschlechtsverkehrs. Bis 12 Wochen nach der Entbindung hatten 341 (92 %) der Frauen wieder Verkehr. Die psychologische und körperliche Zufriedenheit mit dem Geschlechtsverkehr war sowohl während der Schwangerschaft als auch nach der Geburt geringer als vor der Schwangerschaft ($p < .001$).

Von 316 Frauen einer prospektiven kanadischen Studie, die bei ihrem ersten postpartalen Arztbesuch befragt wurden, hatten bis zur 6. Woche 47,5 % den Verkehr wieder aufgenommen bzw. 167 Frauen (52,5 %) noch nicht wieder Verkehr gehabt (Rowland et al. 2005). Insgesamt wurden 215 Gründe dafür angeführt. Mehrfachnennungen waren möglich. Die Hauptgründe waren: kein Interesse (18,6 %), zu müde (16,8 %), Angst vor Schmerzen beim Verkehr (16,8 %), ärztliche Anweisung (15,6 %) und die Idee, »man sollte sechs Wochen warten« (14,4 %).

Alle diese Daten zur gelebten Sexualität und zum Koitus-Verhalten sind mit den Ergebnissen der kulturhistorischen Studien nur schwer vergleichbar, denn bei den Teilnehmerinnen dieser hier aufgeführten Studien gab es keine gesellschaftlich kontrollierten Koitus-Tabus, die das Wiederaufnehmen sexueller Kontakte regeln. Die Frage, die sich in diesem Zusammenhang aber stellt, ist, ob Koitus-Tabus für Stillfrauen in den ersten postpartalen Monaten überhaupt einen Effekt auf die Geburtenraten haben, wenn die meisten vollstillenden Frauen erst wieder jenseits des 6. postpartalen Monats fertil sind.

8.3 Notwendigkeit von Kontrazeption – Zahlen aus Deutschland

Corinna Fortrie (Fortrie 1991) ist im Rahmen ihrer Dissertation zur »Familienplanung in der Stillzeit unter besonderer Berücksichtigung von Praktikabilität und Akzeptanz der Natürlichen Methoden« der Frage nach der Notwendigkeit von Kontrazeption nachgegangen und hat 99 stillende Frauen interviewt. Diese Dissertation war Teil einer Studie zur »Rückkehr der Fertilität post partum« im Rahmen eines größeren Forschungsvorhabens unter dem Titel »Natürliche Familienplanung – Neue Technologie und Studien zur

Methode – Ein Projekt des Bundesfamilienministeriums an der Universität Düsseldorf) (1988–1991).

Die an der Studie zur postpartalen Fertilität teilnehmenden Stillfrauen erhielten einen Fragebogen zu ihrem Erleben der Sexualität p. p. und zum Familienplanungsverhalten. 109 Frauen haben den Fragebogen beantwortet. Nach erfolgter Datenbereinigung (fehlende Stammdaten) haben 99 Frauen an der Befragung teilgenommen.

Für fast die Hälfte der Frauen (46,5 %) war es die erste Schwangerschaft. Von den 99 an der Studie teilnehmenden Frauen brachen 16 ihre Aufzeichnungen vorzeitig ab, 83 (83,3 %) dokumentierten ihre Beobachtungen bis zur ersten vollwertigen Ovulation (definiert über die erste Temperaturhochlage von mindestens 10 Tagen).

Die früheste erste Hochlage p. p. setzte am Tag 94 p. p ein, die späteste an Tag 758 p. p., 28 % der ersten vollwertigen Hochlagen traten zwischen dem 3. und 6. Monat p. p. auf.

8.3.1 Sexualverhalten

Innerhalb der ersten drei postpartalen Monate hatten bereits zwei Drittel der untersuchten Frauen wieder Sexualkontakte, 45 (45,4 %) von ihnen in den ersten acht Wochen p. p., sechs Frauen hatten erst ab der 36. Woche wieder Verkehr. Eine Frau hatte ihren ersten postpartalen Koitus bereits in der 1. Woche p. p. (▶ Abb. 8.1).

Bei den Frauen, die in den ersten vier Wochen p. p. ihren ersten Koitus p. p. aufgenommen hatten, ging die Initiative zum ersten Koitus von beiden Partnern aus. Insgesamt war die Wiederaufnahme der sexuellen Kontakte in 62,5 % eine partnerschaftliche Entscheidung (Fortrie 1991).

8.3.2 Libido

Eine weitere Frage war, ob und inwieweit Schwangerschaft, Geburt und Stillzeit die Libido der Frauen gegenüber der Zeit davor verändert hatte. Gut die Hälfte berichtete über eine verminderte Libido, etwa ein Drittel über keine Veränderungen und 6,1 % gaben eine gesteigerte Libido an (▶ Tab. 8.1).

Die im gleichen Zeitraum erfolgte anonyme Befragung von 153 Patientinnen, die eine gynäkologische Praxis nach der Entbindung aufsuchten, ergab ähnliche Zahlen (Sadlik 1991) (▶ Tab. 8.1).

8 Sexualität und Partnerschaft

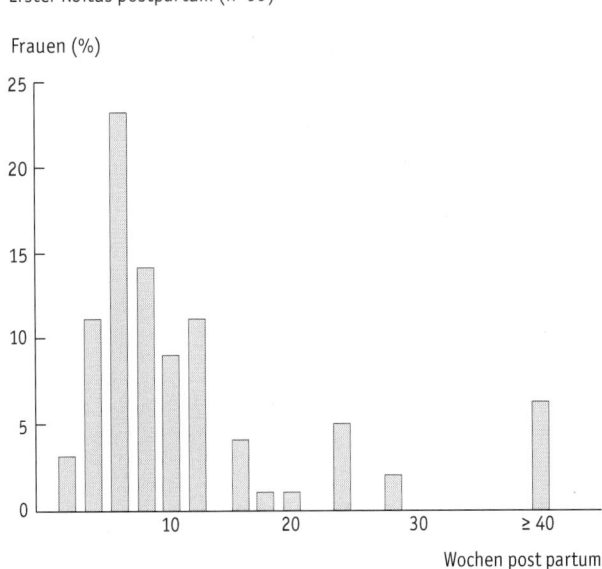

Abb. 8.1: Erster Koitus p. p. (nach Fortrie 1991)

Diese Daten von Fortrie und Sadlik, die zeigen, dass etwa die Hälfte der Frauen über eine verminderte Libido berichtete, sind allein deswegen schon so wertvoll, weil es insgesamt – wie oben gezeigt – zur Frage der postpartalen Libido und zum Interesse an sexuellen Kontakten nur eine überschaubare Anzahl von Studien gibt. In den Populärpublikationen finden sich eher Kommentare, dass Stillfrauen aufgrund der Ereignisse rund um die Geburt, aus Gründen der Nestpflege und auch wegen der durch den relativen Östrogenmangel hervorgerufenen vaginalen Trockenheit wenig Interesse an sexuellen Aktivitäten haben.

Tab. 8.1: Libido p. p. (Fortrie 1991; Sadlik 1991)

	Libidoveränderungen in der Stillzeit (n = 99) (Fortrie 1991)	Libidoveränderungen postpartal n = 149 (Sadlik 1991)
vermindert	(n = 58) 58,6 %	(n = 71) 47,6 %
gesteigert	(n = 6) 6,1 %	(n = 15) 10,1 %
unverändert	(n = 33) 33,3 %	(n = 63) 42,3 %
keine Angaben	(n = 2) 2,0 %	–

8.3.3 Familienplanung in der Stillzeit

Da die Untersuchungen von Fortrie im Zeitraum parallel zur Bellagio Konferenz und zur Formulierung von LAM liefen, ist die von ihr untersuchte Gruppe für die Anwendung von LAM noch nicht repräsentativ. Aufgrund der Rahmenbedingungen und des Dissertationsthemas (u.a. Untersuchung zur Praktikabilität und Akzeptanz natürlicher Methoden) wendeten die meisten Frauen (96 %) eine natürliche Methode an, zum Teil (rund 55 %) in Kombination mit einer weiteren Methode (Kondom, Spermizid, spermizide Creme, Coitus interruptus). Vier von 99 Frauen nutzten ein IUD oder ließen sich sterilisieren.

Beim ersten Koitus p. p. benutzte keine der Frauen ein hormonelles Kontrazeptivum, ein IUD oder ein Diaphragma. 38,4 % verließen sich auf eine natürliche Methode, 26,3 % nutzen das Kondom und 26,3 % verhüteten gar nicht (Fortrie 1991).

Abweichende Zahlen zur angewendeten Methode zeigten die Untersuchungen von Sadlik (Sadlik et al. 1991). Hier war das Kondom mit Abstand die am häufigsten benutzte Methode (43,3 %). Natürliche Methoden standen mit 10,7 % an vierter Stelle. 24 % der Frauen benutzten keine Verhütungsmethode beim ersten Koitus. Das entspricht den Zahlen von Fortrie.

Nicht nur beim ersten Koitus, sondern auch in der gesamten Stillzeit lagen im von Fortrie untersuchten Kollektiv die natürlichen Methoden an der Spitze. 54,7 % verwendeten die natürliche Methode allein, 45,3 % in Kombination mit anderen Methoden, bevorzugt Kondom.

In der Gruppe der Frauen, die Sadlik befragt hatte, war in der postpartalen Phase das Kondom mit 31,5 % die am häufigsten angewandte Methode, gefolgt von natürlichen Methoden (25,5 %), Diaphragma (14,1 %), Spirale (10,7 %), Pille (9,4 %), Koitus interruptus (8,7 %), Spermizide (6,0 %) und Minipille (1,3 %), wobei gelegentlich mehrere Methoden kombiniert wurden. 12,1 % verwendeten keine Methode.

Die Entscheidung für die jeweilige Methode wurde bei beiden Studien vor allem durch den Partner beeinflusst und weniger durch den Arzt (▶ Tab. 8.2).

Der ärztliche Einfluss und der der Hebammen ist bemerkenswert gering. Über die Gründe kann nur spekuliert werden. Vielleicht liegt es daran, dass das Thema Familienplanung/Verhütung/Kontrazeption insgesamt in der Medizin immer noch eher stiefmütterlich behandelt wird. Der hohe Anteil an sonstigen »Influencern« lässt vermuten, dass hier auch die Medien eine große Bedeutung haben.

8 Sexualität und Partnerschaft

Tab. 8.2: Beeinflussung der Entscheidung für eine Familienplanungsmethode in der Stillzeit (Fortrie 1991)

Beeinflussender Faktor	Anteil (Mehrfachnennungen möglich)
Partner	61,3%
Bücher	27,4%
Freunde	25,8%
Stillgruppe	11,3%
Arzt	8,0%
Hebamme	8,5%
Sonstige	27,4%

9 Ohne LAM, nach LAM – was dann?

Die Mütter und Väter des Bellagio Consensus waren sich einig, dass LAM ein Angebot für den Übergang nach der Entbindung darstellt und die Phase begleitet, in der eine Frau aufgrund ihrer laktationsbedingten Unfruchtbarkeit keine andere Form der Kontrazeption benötigt.

9.1 Empfehlungen von ärztlicher Seite

Wenn aber LAM aus unterschiedlichen Gründen der einzelnen Frau als nicht akzeptabel erscheint oder spätestens nach Ablauf von sechs Monaten der Zyklus noch nicht wieder eingesetzt hat und LAM nicht mehr angewendet werden kann, stellt sich die Frage, welche Möglichkeiten sich in der Stillzeit ansonsten bieten.

Zu den heute üblichen Angeboten in der gynäkologischen Sprechstunde gehören die hormontragende Spirale, das Kondom, die Minipille und das Diaphragma, das allerdings nach einer Schwangerschaft neu angepasst werden muss.

Bei der Pille in der Stillzeit gibt es allerdings einige Dinge zu berücksichtigen. Frühe Studien (Buchanan 1975) haben bereits gezeigt, dass Östrogen-Gestagen-haltige orale Kontrazeptiva das Stillen negativ beeinflussen, weil sie die Milchmenge verringern. Niedrig dosierte Gestagene, die die Zusammensetzung der Milch leicht verändern, scheinen dagegen keinen negativen Effekt zu haben (Zanartu et al. 1976). Wie Studien zeigen, bindet sich zwar das Gestagen an das Milchfett und erreicht so auch den gestillten Säugling, aber die Endkonzentration beim Kind ist äußerst gering und scheint problemlos metabolisiert zu werden (Nilsson et al. 1977).

Der Berufsverband der Frauenärzte empfiehlt für die Stillzeit bzw. die Zeit danach:

> »Neben Kondomen oder einer Spirale kann während der Stillzeit auf Anti-Baby-Pillen mit ausschließlichem Gestagengehalt, also die Minipille zurückgegriffen werden. Kombinationspräparate, die Östrogene enthalten, müssen vermieden werden. Östro-

gene verringern die Milchproduktion, können die Qualität der Milch negativ beeinflussen und gehen auf den Säugling über. Gestagenhaltige Anti-Baby-Pillen oder Depot-Präparate beeinträchtigen hingegen nicht die Milchsekretion oder deren Qualität.«

Die Herausforderung ist, dass eine Frau bei Anwendung von Gestagen-haltigen kontrazeptiven Pillen nicht weiß, wann der normale Zyklus wieder zurückkehrt bzw. zurückgekehrt ist. Denn die Blutung allein sagt noch nichts über die Fertilität aus und gerade in der postpartalen Phase sind die Zyklen häufiger noch anovulatorisch.

Ihre Fertilität kann eine Frau nur erfassen, wenn sie auf Grund von objektivierbaren Zeichen feststellen kann, dass sie wieder Eisprünge mit intakter Lutealphase hat – zum Beispiel über einen Temperaturanstieg als Zeichen der Ovulation mit suffizienter Temperaturhochlage.

Die Anwendung der Basaltemperatur in Kombination mit weiteren Indikatoren der Fruchtbarkeit ist Teil der sogenannten »Fertility-Awareness-Methoden« oder übersetzt der Natürlichen Methoden der Familienplanung (NFP). In Deutschland gibt es dazu über die Arbeitsgruppe NFP mit sensiplan®, eine natürliche und gesunde Form der Familienplanung, ein evidenzbasiertes Angebot (Arbeitsgruppe 2022).

Der Vorteil der natürlichen Methoden (Fertility-Awareness-Methoden) in dieser Lebensphase ist, dass die Frauen damit eine gesunde Methode haben, um eine Schwangerschaft zu vermeiden und gleichzeitig wissen, wann sich normale Zyklus- und Fruchtbarkeitsverhältnisse wieder einstellen.

9.2 Fertility Awareness – Stillen, Fruchtbarkeit und Körperzeichen

Voraussetzung für eine Schwangerschaft ist, dass Eizelle und Spermium – unterstützt durch den im Gebärmutterhals produzierten Zervixschleim – zusammenkommen. Wenn die Eizelle vom Eierstock freigegeben wird, ist sie nicht einmal einen ganzen Tag lang befruchtungsfähig. Die Spermien dagegen können um den Eisprung herum mit Unterstützung des Zervixschleims einige Tage im weiblichen Körper, genauer gesagt in den Krypten der Zervix, überleben und auf den Eisprung warten (▶ Abb. 9.1). Dieser Zeitraum, in dem das Eintreten einer Schwangerschaft möglich ist, wird auch gemeinsame fruchtbare Phase oder fertiles Fenster genannt.

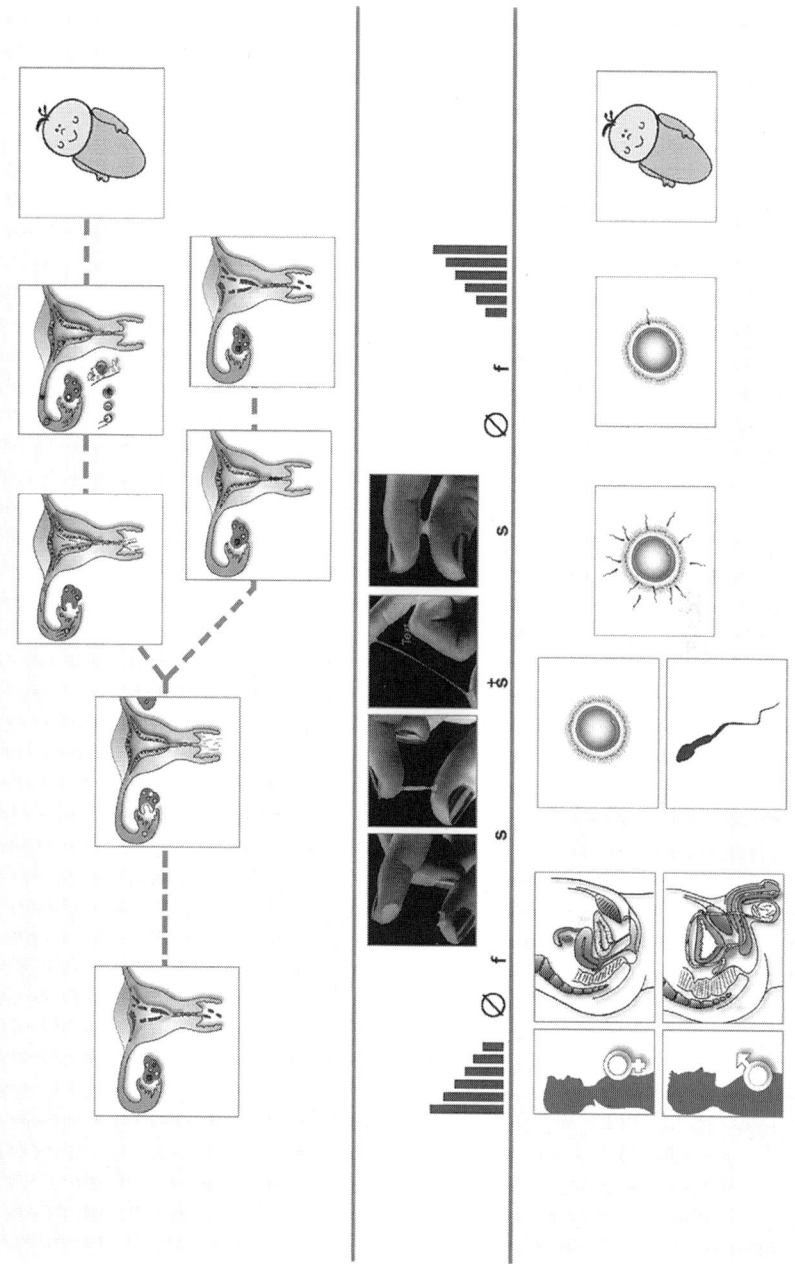

Abb. 9.1: Zusammenwirken von Eizelle, Zervixschleim und Spermium (© AG NFP)

9 Ohne LAM, nach LAM – was dann?

Verschiedene Fruchtbarkeitszeichen, die sich im Laufe des Zyklus typisch verändern und die eine Frau gut im Zyklusverlauf beobachten kann, ermöglichen ihr, ihre fruchtbaren, d. h. ihre empfängnisfähigen Tage zu bestimmen.

Drei Zeichen sind von entscheidender Bedeutung.
Die Veränderungen von:

- Zervixschleim
- Gebärmutterhals/Zervix
- Körpertemperatur/Basaltemperatur

Deshalb werden diese Körperzeichen regelmäßig beobachtet, gemeinsam mit dem Stillverhalten in ein eigenes Stillzyklusblatt eingetragen und nach bestimmten, für die Stillzeit erprobten Regeln ausgewertet.

9.2.1 Zervixschleim

In der Vorbereitung auf den Eisprung verändern sich Zervixschleim und Muttermund nach und nach typisch. Viele Frauen haben zunächst durch den Stillbedingten relativen Östrogenmangel keinen Zervixschleim und ein ausgesprochenes Gefühl von Trockenheit, wie das in der Regel erst Frauen um die Prämenopause erleben.

Mit Herannahen des Eisprungs nimmt der Zervixschleim an Menge und an Qualität zu. Er wird transparent und durchsichtig wie rohes Eiweiß und spinnbar. Manche Frauen können ihn in langen Fäden ziehen. Streicht man diesen Zervixschleim auf einem Objektträger auf, lässt ihn trocknen und betrachtet ihn unter dem Mikroskop dann sieht man Kristalle, die aussehen wie Farnkraut (Farnkrautphänomen).

Dem ersten Eisprung in der Stillzeit gehen als Ausdruck der zunehmenden Aktivitäten in den Eierstöcken in aller Regel mehrere Zervixschleim Phasen voraus, die alle als fruchtbar gewertet werden müssen, weil sie den Spermien bei vollzogenem Verkehr das Überleben im weiblichen Körper ermöglichen.

Leider ist es in der Stillzeit aufgrund der unterschiedlichen Verläufe nicht für jede Frau gleich einfach, diese Veränderungen zu beobachten. Wie Untersuchungen gezeigt haben (Fortrie 1991), können etwa ein Drittel der Frauen an ihrem Zervixschleimmuster sehr deutlich ihr Fruchtbarkeitsmuster erkennen, ein Drittel hat gelegentlich Probleme und ein Drittel kommt so gut wie gar nicht zurecht.

9.2.2 Zuverlässigkeit der Zervixschleim-Beobachtung in der Stillzeit

Die reine Zervixschleim-Methode zur Familienplanung ist teilweise besser unter dem Ausdruck Ovulationsmethode bekannt. Die klinische Gebrauchssicherheit variiert in den verschiedenen Studien von 6 bis 22 Pearl Index (Perez et al 1988). Für die Anwendung in der Stillzeit, die eine subfertile Phase darstellt, ist in einem Dreijahresprogramm (1981–1984) in Chile die Sicherheit mit 419 Stillfrauen untersucht worden (Perez et al. 1988).

Die Frauen traten drei Monate nach der Entbindung in die Studie ein und erhielten während ihrer laktationsbedingten Amenorrhoe Einweisung in die Zervixschleim-Beobachtung und ihre Dokumentation, die Auswertung der Beobachtungen, die Interpretation des Grundmusters der Unfruchtbarkeit, das Prinzip des Höhepunkts, die Regeln zur Vermeidung einer Schwangerschaft und eine Grundinformation zur Physiologie des Stillens.

Von den 419 Frauen erfüllten 378 die Studienkriterien: Die nächste Schwangerschaft nicht vor 24 Monate p. p. (Spacer) oder kein weiterer Kinderwunsch (Limiter) und die Fähigkeit, mindestens einen Monat den Zervixschleim zu beobachten. Letztlich nahmen 378 Frauen an der Sicherheitsstudie teil.

Es traten 50 ungeplante Schwangerschaften (Pearl Index 12,1) auf, in der Hauptsache Anwendungsfehler (Pearl Index 8,9). Insgesamt wurden 9 Methodenfehler beobachtet (2,1 Pearl Index) und 3 (Pearl Index 0,7) Unterweisungsfehler. Die meisten Frauen waren Abständler (Spacer).

Diese Ergebnisse zur Ovulationsmethode während der laktationsbedingten Amenorrhoe unterscheiden sich deutlich von denen in einer normalen Zyklussituation und lassen sich deswegen auch nicht extrapolieren. Sie zeigen aber auch, dass die Ovulationsmethode in der Stillzeit mit einer Methodensicherheit von 2,1 Pearl Index eine gute Alternative darstellt, wenn LAM nicht mehr angewendet werden kann.

9.2.3 Zervix/Gebärmutterhals

Gleichzeitig mit den Zervixschleim-Veränderungen öffnet sich östrogenabhängig der Gebärmutterhals, wird insgesamt weicher und richtet sich in der Scheide auf. Diese Veränderungen lassen sich problemlos mit zwei Fingern von der Frau ertasten und beurteilen.

9.2.4 Basaltemperatur

Ob ein Eisprung stattgefunden hat, lässt sich am Verlauf der morgendlich nach dem Aufwachen und vor dem Aufstehen gemessenen Temperatur erkennen. Vor dem Eisprung bewegt sich die Temperatur auf einem niedrigeren Niveau, um dann um die Ovulation herum unter dem Einfluss des Progesterons um einige Zehntelgrad Celsius anzusteigen und bis zum Zyklusende auf diesem erhöhten Niveau zu verbleiben.

Bei einer eingetretenen Schwangerschaft bleibt die Temperatur über mehrere Wochen erhöht, bis die Plazenta den Gelbkörper (Corpus luteum) in der Hormonproduktion ablöst.

Die kanadische Organisation SERENA hat zu Beginn der 1980er-Jahre als eine der ersten weltweit engagierten NFP-Gruppen ein eigenes Kompendium mit kommentierten Zyklusverläufen von verschiedenen Stillfrauen herausgebracht (Parenteau-Carreau 1984). Interessant ist die Beobachtung, dass viele Temperaturkurven in der Phase bis zur ersten Temperaturhochlage, also bis zum ersten postpartalen Eisprung, wellenförmig verlaufen, was den Begriff »waving chart« als typisch für die Stillzeit geprägt hat. Vor dem Eisprung stabilisiert sich die Temperatur auf einem niedrigeren Niveau, um dann um den Eisprung anzusteigen.

Der Gynäkologe Gerd Döring, der sich in den 1950er-Jahren in München zu den typischen zyklusabhängigen Veränderungen des weiblichen Körpers habilitiert hat, führt diesen Verlauf auf einen »Östrogen-depressiven Effekt« zurück, also als einen Effekt des präovulatorisch stark ansteigenden Östrogens, das den Temperaturverlauf »beruhigt« (Döring 1953).

Was den Frauen auf jeden Fall in der Beratung mitgegeben werden sollte ist, dass, entgegen der landläufigen Meinung, nächtliche Stillepisoden kein Hindernis für die Temperaturbeobachtung sind und sich auch nicht störend auf den Verlauf auswirken. Wahrscheinlich stellt sich der weibliche Körper in der Stillzeit darauf ein, wechselnde Schlafmuster als »normal« zu bewerten und sie sich deshalb nicht störend auf den Temperaturverlauf auswirken.

9.2.5 Bestimmung der möglichen empfängnisfähigen Phasen

Bis zur ersten Temperaturhochlage als Zeichen des Eisprungs werden die möglichen empfängnisfähigen Tage mithilfe der Veränderungen von Zervixschleim und Gebärmutterhals bestimmt. Die Studien zeigen, wie bereits erwähnt, dass dieses Vorgehen mit einer Schwangerschaftswahrscheinlichkeit zwischen 0 und 2 sehr sicher ist (Perez et al. 1988).

Wenn Frauen sich schwer tun mit dem Gedanken, regelmäßig die Temperatur zu messen, dann sollten sie es zumindest während der Zervixschleim-Phasen täglich tun, um zeitnah zu sehen, wann der Eisprung stattgefunden hat.

9.2.6 Eintragung ins Zyklusblatt

Auf dem Zyklusblatt (▶ Abb. 9.2) wird der Entbindungstag markiert und dann die Tage nach der Entbindung gezählt. Zur besseren Orientierung hat das Stillzyklusblatt Wochenmarkierungen, so dass die Frau das Entbindungsdatum in der ersten Woche am entsprechenden Wochentag eintragen kann.

Mit der Körperbeobachtung wird dann mit dem Ende des Wochenflusses begonnen. Es sollte auf keinen Fall die erste postpartale Blutung abgewartet werden, da je länger die Entbindung zurückliegt zuerst der Eisprung erfolgt und dann die nachfolgende Blutung auftritt. Bei fast 50 % der stillenden Frauen findet die erste Ovulation vor der ersten Blutung statt (Sottong et al 1992).

Das Stillzyklusblatt entspricht im Wesentlichen dem normalen Zyklusblatt, in dem wie in einem Körpertagebuch die Beobachtungen der Fruchtbarkeitszeichen, mögliche Einflussfaktoren und auch das Sexualverhalten dokumentiert werden. Das Stillzyklusblatt hat dazu ergänzend in den oberen Spalten Platz für Angaben zur Stillhäufigkeit in 24 Stunden, zum nächtlichen Stillen und zum »Zufüttern«.

9 Ohne LAM, nach LAM – was dann?

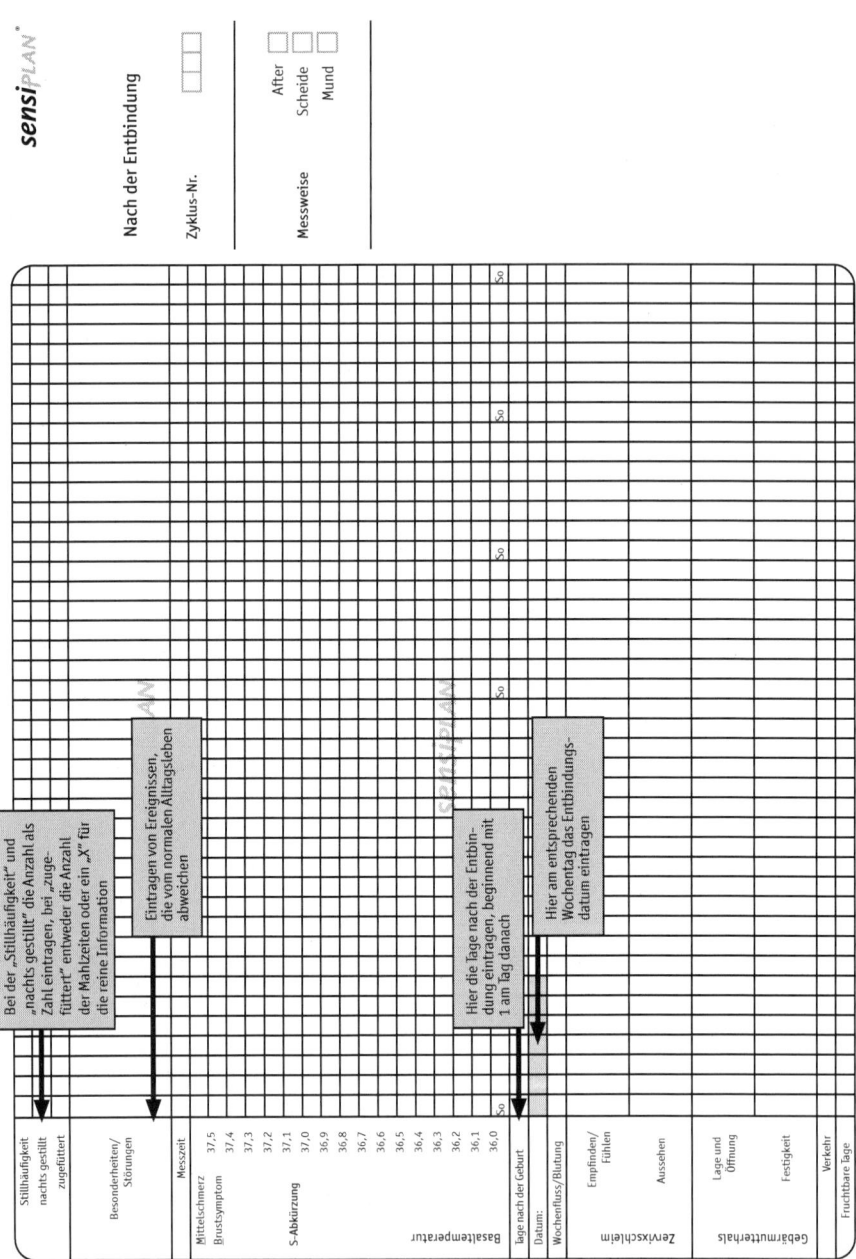

Abb. 9.2: Stillzyklusblatt (mit freundlicher Genehmigung der Malteser Arbeitsgruppe NFP)

9.3 Beispiele von Stillfrauen

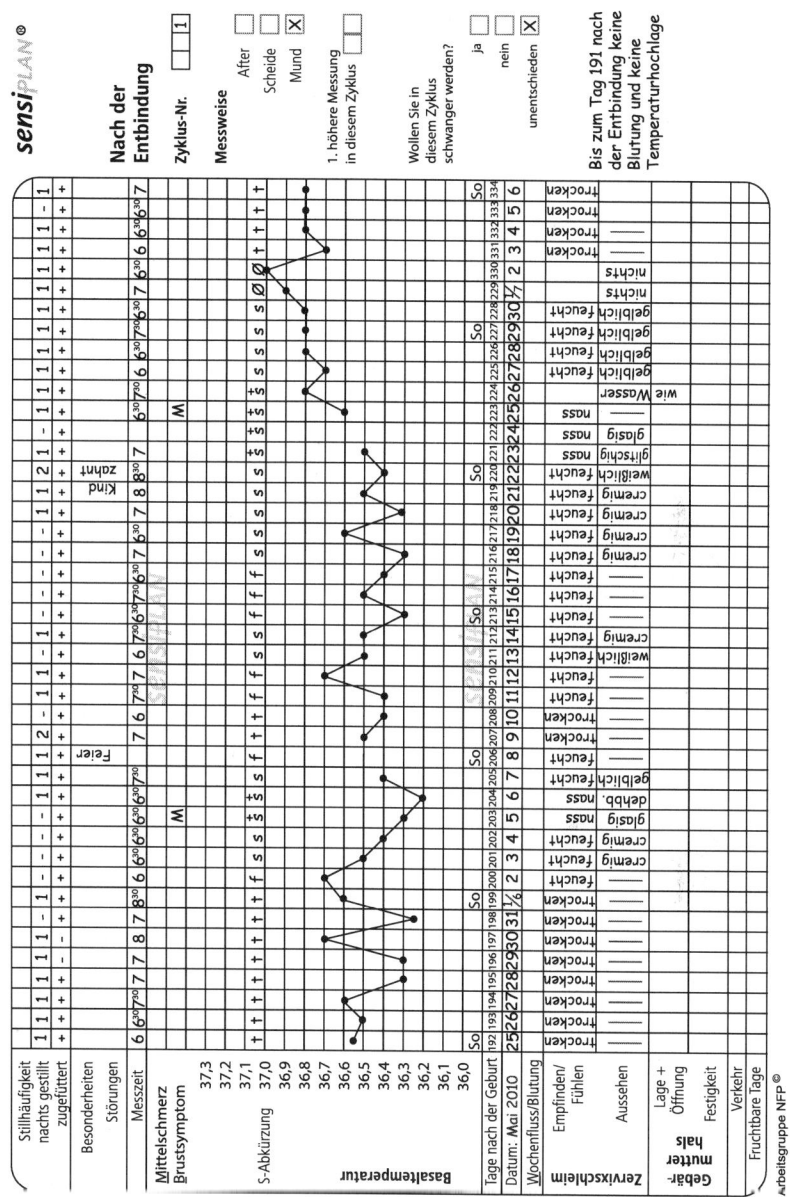

Abb. 9.3: Zyklusaufzeichnungen einer noch gelegentlich stillenden 31-jährigen Frau (Sottong et al. 1991)

9 Ohne LAM, nach LAM – was dann?

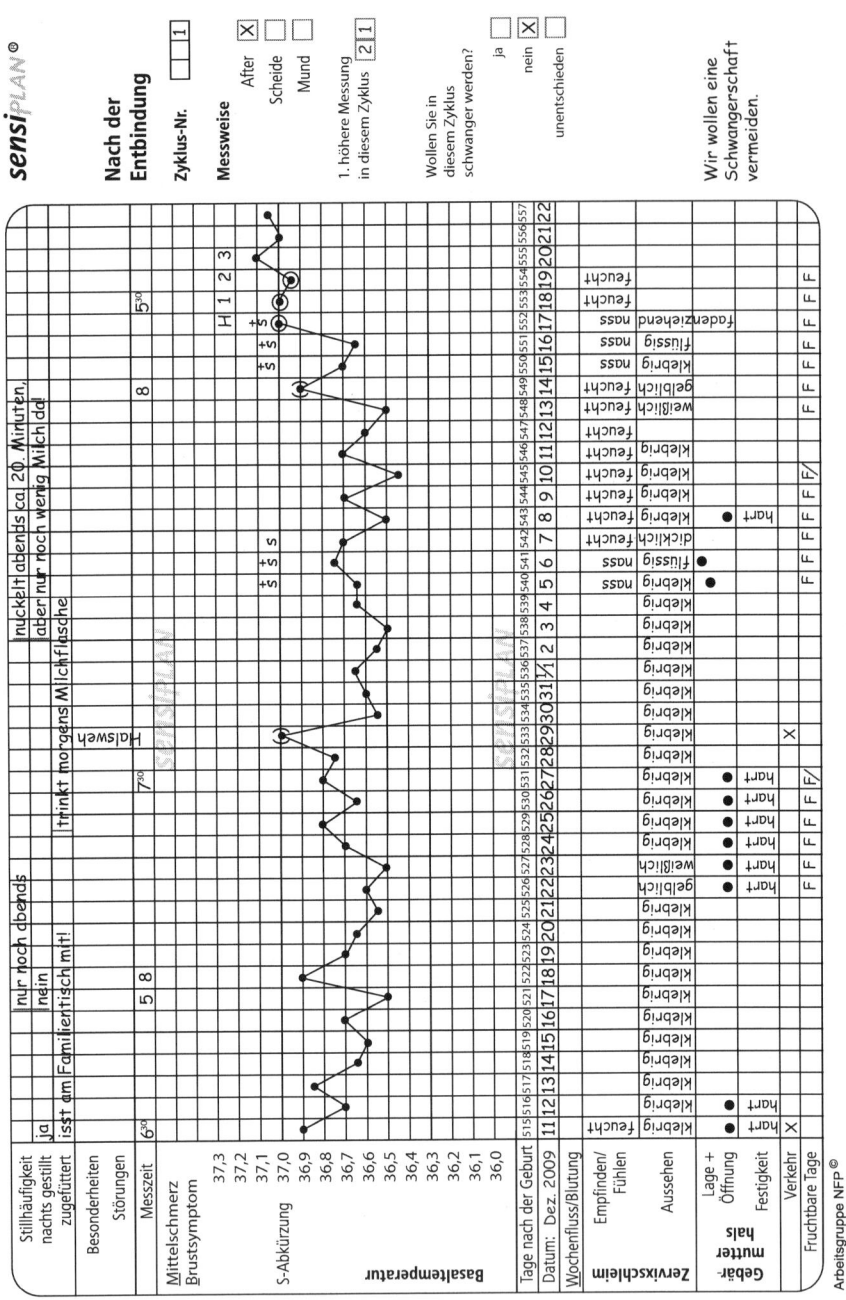

Abb. 9.4: Zyklusaufzeichnung einer Stillmutter, die vor mehr als einem Jahr entbunden hat. (Sottong et al. 1991)

Die erste Zyklusaufzeichnung (▶ Abb. 9.3) zeigt das Muster einer 31-jährigen Frau, die ihr erstes Kind nur noch gelegentlich nachts stillt und ansonsten normal ernährt. Zu Beginn der Aufzeichnungen auf dem Zyklusblatt befindet sie sich an Tag 192 (rund 6 Monate) nach der Entbindung. Bis dato hat sie noch keine Blutung gehabt. Das Zervixschleimbild (Wechsel von trockenen Zervixschleim-Phasen und Phasen mit zunehmend besserer Zervixschleim-Qualität) spricht für eine wiedereinsetzende Eierstocktätigkeit mit entsprechender Follikelreifung. Am 224. Tag, also gut 7 Monate nach der Entbindung, steigt ihre Temperatur als Zeichen der ersten postpartalen Ovulation an und bleibt als Ausdruck einer suffizienten Corpus luteum Phase erhöht. Wenn diese Frau bei dieser ersten Ovulation schwanger geworden wäre, hätte sie zwischen den beiden Schwangerschaften keine einzige Blutung beobachtet.

Die zweite Zyklusaufzeichnung (▶ Abb. 9.4) zeigt das Muster einer Stillmutter, die vor mehr als einem Jahr entbunden hat und sich jetzt über 500 Tage (ca. 16 Monate) nach der Entbindung befindet. Auch sie hat seit der Geburt ihres Kindes noch keine Blutung beobachtet. Ihr Zervixschleimmuster verläuft etwas anders. Sie beschreibt ihre Beobachtung als klebrig, was typisch ist für die durch den Östrogenmangel bedingte Veränderung der Vaginalschleimhaut. Mit Herannahen des Eisprungs um den 550. Zyklustag p. p. bewirkt das steigende Östrogen das typische fertile Zervixschleimbild.

Näheres zum Zervixschleimbild p. p.

In ihrer Studie untersuchte Fortrie auch das zeitliche Auftreten der Fruchtbarkeitszeichen. Bei dieser Fragestellung berücksichtigte sie nur die Aufzeichnungen der Frauen, die spätestens ab der 3. Woche p. p. mit der Dokumentation begonnen hatten (n = 47).

Bis zur 12. Woche p. p. trat schon bei 74,5 % der Frauen wieder Zervikalsekrekt auf. Bis zur 20. Woche hatten dann 95,7 % Zervixschleim beobachtet. Je später die Temperaturhochlage einsetzte, desto später setzte auch der Zervixschleim ein.

21,6 % der Frauen beobachteten zunächst ein oder auch mehrere unveränderte Zervixschleim-Grundmuster, auch Grundmuster der Unfruchtbarkeit in der internationalen Nomenklatur genannt, die sich erst mit Herannahen der Ovulation typisch veränderten. Diese Grundmuster standen in keinem Zusammenhang mit dem Stillverhalten.

9 Ohne LAM, nach LAM – was dann?

Näheres zum Temperaturverlauf post partum

Es gibt Hinweise in der Literatur (Parenteau-Carreau 1984), dass sich in der Stillzeit vor der 1. Temperaturhochlage p. p. in Zusammenhang mit der 1. Ovulation p. p. »falsche Hochlagen« ausbilden. Das sind erhöhte Temperaturphasen von kurzer Dauer (3 bis 5 Tage), denen keine Blutung folgt. Sobald sich einmal die normale Hochlage ausgebildet hat, treten diese Phänomene nicht mehr auf.

Ähnliche Verläufe finden sich auch nach Absetzen hormoneller Kontrazeptiva, also in Phasen größerer hormoneller Umstellungen mit verlängerten Follikelreifungsphasen (Eireifungsphasen).

Im betrachteten Kollektiv bilden sich bei etwa einem Viertel der Frauen solche falschen Hochlagen aus. Da diese falschen Hochlagen zu einer falschen Auswertung der Körperbeobachtungen führen können, gibt es in der Stillzeit Sonderregeln für die Auswertung der 1. Basaltemperaturhochlage p. p.

9.4 Herausforderungen im Alltag

In ihren Untersuchungen zur Anwendung von natürlichen Methoden in der Stillzeit (Fortrie 1991) hat Fortrie festgestellt, dass zwar 93 % der Frauen regelmäßig Zervixschleimbeobachtungen durchführten und 55 % den Gebärmutterhals untersuchten, aber sich nur insgesamt ca. 80 % der Frauen auf die Zervixschleimbeobachtungen verlassen haben.

Das hat eventuell etwas damit zu tun, dass die Zervixschleimmuster zum Teil nicht immer einfach zu beurteilen waren, und andererseits ein Teil der Frauen dieses Vorgehen zwar für praktikabel hielt, aber an der Sicherheit zweifelte (Fortrie 1989, Sottong et al. 1991). Hinzu kam, dass ein Teil der befragten Frauen vor der Schwangerschaft eine andere Methode angewendet hatte und nun diese Form neu erlernen musste.

Gefragt, ob natürliche Methoden eine Alternative für die Stillzeit sind, antworteten 67,4 % der Frauen mit Ja, 6,3 % machten keine Angaben und 26,3 % antworteten mit einem klaren Nein. Insgesamt zufrieden mit der Methode waren allerdings nur 2/3 der Frauen, die natürliche Methoden für eine Alternative hielten.

9.5 Resümee

Aus der Erfahrung mit »Fertility Awareness Methoden« insgesamt ist hier auf jeden Fall die Unterstützung durch ausgebildete Beraterinnen und Hebammen, die sich mit diesen Methoden vertraut gemacht haben und die Frauen individuell in dieser Zeit begleiten, ratsam. Die Beratung muss allerdings spätestens im Wochenbett, besser noch vor der Entbindung erfolgen.

Es gibt für die Anwendung dieser Methoden in vielen Sprachen ein ausführlich beschriebenes Regelwerk (▶ Infobox 9.1)., u.a. für das in Deutschland etablierte sensiplan® inklusive Beratungsangebot (Arbeitsgruppe NFP). Für bestimmte Zielgruppen haben Ärztinnen wie Dorairj/Indien (Dorairaj 1991) eine abgespeckte Version entwickelt, die zwar nicht ganz so sicher wie z.B. sensiplan® ist, aber im dortigen Alltag oft einfacher zu vermitteln.

Infobox 9.1: Die wichtigsten Regeln für die Stillzeit im Überblick (Arbeitsgruppe NFP 2022)

- So lange kein Zervixschleim auftritt, ist die Frau unfruchtbar.
- Sobald Zervixschleim in irgendeiner Form beobachtet wird, ist ab sofort Fruchtbarkeit anzunehmen.
- Die fruchtbare Phase endet am Abend des 4. Tages nach dem Zervixschleim-Höhepunkt, vorausgesetzt an diesem Tag wurde kein Zervixschleim beobachtet.
- Wird der Gebärmutterhals beobachtet, dann kündet jede Veränderung (Konsistenz, Lage, und Öffnungsgrad Muttermund) die fruchtbare Phase an.
- Das Ende der fruchtbaren Zeit in Orientierung am Gebärmutterhals endet nach drei Tagen hartem und geschlossenem Muttermund.
- Jede Blutung ohne vorausgehende Temperaturhochlage wird als fruchtbar gewertet.
- Sobald sich eine Temperaturhochlage ausbildet, wird das Ende der fruchtbaren Phase in doppelter Kontrolle von Zervixschleim und Temperatur bestimmt.
- Ab dann gelten sofort die normalen symptothermalen Regeln zur Auswertung der Zyklusbeobachtungen.

Für die Frauen, die in der Stillzeit gut mit einer natürlichen Methode zurechtkommen, ist sensiplan® die Methode der Wahl. Sie ist gut verträglich und zeigt wie ein Fruchtbarkeitsbarometer der Frau ihren individuellen Fruchtbarkeitsstatus an. Für Frauen, die eventuell andere Methoden wie die Pille oder die Hormonspirale bevorzugen, ist sensiplan® eine kostengünstige Lösung für den Übergang, zeigt sie doch der Frau präzise an, wann eine Regulierung der Fruchtbarkeit überhaupt erst wieder nötig wird.

Mit anderen Worten: selbst, wenn eine Frau in der Stillzeit z. B. Barriere-Methoden anwendet, sollte sie doch während der Zervixschleim-Phasen ihre Temperatur beobachten, um so zu wissen, ob und wann ein Eisprung stattgefunden hat. Das ist vor allem dann besonders hilfreich, wenn ohne vorausgehende Blutung die nächste Schwangerschaft eintritt und die Frau dann anhand ihrer Aufzeichnungen den zu erwartenden Entbindungstermin relativ präzise bestimmen kann (Arbeitsgruppe NFP 2022).

10 Konsequenzen für die Praxis

Obwohl Stillen die natürlichste Form der Säuglingsernährung für die ersten Lebensmonate darstellt und jederzeit kostenfrei zur Verfügung steht, stillen Frauen immer kürzer, oft nur teilweise und stillen auch früh wieder ab.

10.1 Stillen braucht Begleitung

Stillen und alles, was dazu gehört inklusive Familienplanungsberatung, ist von daher ein Thema, das heute mehr denn je Begleitung und Beratung benötigt. Das Wissen, das noch vor einigen Jahrzehnten in der weiblichen Linie wie selbstverständlich weitergegeben wurde, ist vielfach verschüttet. Außerdem sind viele Ärzte und Ärztinnen nicht darauf vorbereitet, zum Stillen anzuleiten und zu beraten.

In den Curricula und in der Ausbildung des medizinischen Personals (Ärztinnen und Ärzte, Pflegefachkräfte) wird dem Stillen zudem zu wenig Aufmerksamkeit geschenkt. Verschiedene Autoren sehen die mehr technisch dominierte Medizin dafür in der Verantwortung.

Jeliffe (1972) führte schon in den 1970er Jahren fünf Faktoren als Ursache auf:

- Mangelndes Wissen über die Physiologie der Laktation.
- Schlecht durchdachte und schlecht informierte Regelungen in Entbindungskliniken.
- »Unethische Werbung für künstliche Säuglingsnahrung«.
- Real wahrgenommene Veränderungen in der Rolle der Frau.
- Suche nach Modernität und Status.

10.2 Empfehlungen an die Politik

Das »Europäische Netzwerk für Ernährung und Gesundheit« hat 2006 Empfehlungen für die Europäische Union zur Ernährung von Säuglingen und Kindern erarbeitet.

Darin wird u. a. darauf verwiesen, dass Stillen ein Recht ist, das von allen respektiert und geschützt werden sollte. Niemand sollte unter Druck gesetzt werden, aber Eltern sollten ausreichend Informationen erhalten und entsprechend beraten werden, um sich frei entscheiden zu können. Außerdem sollten alle Kliniken und sonstige Einrichtungen, die mit der Begleitung und Betreuung von Schwangeren, Müttern und Kindern betraut sind, effektive Strategien zur Stillförderung aufsetzen.

10.3 Stillförderung durch den Gesetzgeber

Bis zum ersten Geburtstag des Kindes muss der Arbeitgeber eine Mutter für mindestens zweimal 30 Minuten oder einmal eine ganze Stunde pro Tag zum Stillen freistellen, wenn sie das wünscht. Wichtig ist, dass die Frau die Freistellung mündlich oder schriftlich beantragt. Die Zeit, in der sie zum Stillen freigestellt wird, muss sie weder nacharbeiten, noch darf ihr Lohn deshalb gekürzt werden. Die Zeit darf auch nicht auf die Ruhepausen angerechnet werden.

Eine stillende Frau darf nicht mehr als achteinhalb Stunden am Tag oder über 90 Stunden in der Doppelwoche arbeiten. Eine Beschäftigung nach 22 Uhr ist grundsätzlich verboten.

Auch Frauen, die in Teilzeit arbeiten, steht Zeit zum Stillen zu. Allerdings müssen sie bei Teilzeitarbeit die Interessen ihres Arbeitsgebers berücksichtigen und die Zeiten, in denen sie ihr Kind stillen, so legen, dass möglichst wenig Arbeitszeit verloren geht.

10.4 Babyfreundliches Krankenhaus

1991 haben WHO und UNICEF die weltweite Initiative »(Still-) Babyfreundliches Krankenhaus« (BFHI) zur Einführung von Routinen, die das Stillen fördern und unterstützen, ins Leben gerufen. Diese Initiative setzt auf der Innocenti-Erklärung (Innocenti Declaration) auf, einem 10-Punkte-Programm der WHO zum Stillen, das 1990 auf einer gemeinsamen Sitzung der Mitgliedstaaten in Florenz als Grundlage für nationale Regelungen verabschiedet wurde.

Infobox 10.1: Zehn Schritte zum erfolgreichen Stillen (B.E.St.®-Richtlinien der WHO/ UNICEF-Initiative Babyfreundliches Krankenhaus)

Ein Stillfreundliches Krankenhaus fördert aktiv das Stillen durch die Umsetzung der »Zehn Schritte zum erfolgreichen Stillen«. Alle Einrichtungen, in denen Entbindungen stattfinden und Neugeborene betreut werden, sollten folgende zehn Anforderungen erfüllen:

1. Schriftliche Richtlinien zur Stillförderung haben, die dem gesamten Pflegepersonal in regelmäßigen Abständen nahegebracht werden.
2. Das gesamte Mitarbeiter-Team in Theorie und Praxis so schulen, dass es diese Richtlinien zur Stillförderung mit Leben füllen kann.
3. Alle schwangeren Frauen über die Vorteile und die Praxis des Stillens informieren.
4. Müttern ermöglichen, ihr Kind innerhalb der ersten halben Stunde nach der Geburt anzulegen.
5. Den Müttern das korrekte Anlegen zeigen und ihnen erklären, wie sie ihre Milchproduktion aufrechterhalten können, auch im Falle einer Trennung von ihrem Kind.
6. Neugeborenen Kindern weder Flüssigkeiten noch sonstige Nahrung zusätzlich zur Muttermilch geben, wenn es nicht aus gesundheitlichen Gründen angezeigt scheint.
7. Rooming-in praktizieren – Mutter und Kind erlauben, zusammenzubleiben – 24 Stunden am Tag.
8. Zum Stillen nach Bedarf ermuntern.
9. Gestillten Kindern keinen Sauger oder Schnuller geben.
10. Die Entstehung von Stillgruppen fördern und Mütter bei der Entlassung aus der Klinik oder Entbindungseinrichtung mit diesen Gruppen in Kontakt bringen.

Da Entbindungsstationen, Geburtskliniken, Perinatalkliniken (Geburtsklinik & Neonatologie), Kinderkliniken und Neonatologien weltweit eine Schlüsselstellung in der Stillförderung einnehmen (sollten), orientieren sich die 10 Schritte sowohl an der Praxis in den Krankenhäusern als auch an den Bedürfnissen der Mütter und Neugeborenen (▶ Infobox 10.1).

Füllt ein Krankenhaus die »Zehn Schritte« mit Leben und wirbt auch nicht für künstliche Säuglingsnahrung, wird es von UNICEF als »Babyfreundliches Krankenhaus« ausgezeichnet. In Deutschland gibt es bislang 100 »Babyfreundliche Krankenhäuser«, weltweit gibt es rund 15.000, die an der WHO/UNICEF-Plakette zu erkennen sind.

10.5 Familienplanung in der Stillzeit

Obwohl die Studien zeigen, dass Stillen über eine bestimmte Zeit die Fertilität signifikant reduziert, tun sich vor allem die professionell Tätigen schwer, die Stillfrauen adäquat zu beraten und ihnen das notwendige Wissen für eine selbstverantwortete Entscheidung zu geben. Zudem finden sich in den ärztlichen Medien immer wieder unterschiedliche Hinweise und Kommentare, die bei der Entscheidungsfindung nicht unbedingt hilfreich sind.

Vor vielen Jahren hat der niedergelassene Gynäkologe Klaus Vogel das Phänomen in einem Kommentar (Ärztezeitung vom 28./29. Januar 1994) wie folgt beschrieben: »Das Problem der postpartalen Kontrazeption ist schon fast ein crux medicorum: Wer zehn Gynäkologen fragt, wird zehn mehr oder weniger differente Ansichten zu verdauen haben. Dies gilt auch für den Teilaspekt der Antikonzeption durch Laktation.«. Vogel plädiert in seiner Stellungnahme für eine Kontrazeption durch Mini- oder Mikropille, schon allein aus forensischen Gründen.

10.6 »Contraceptive Strategy versus Post-Amenorrheic Strategy«

Der Nutzen von modernen hormonellen Kontrazeptiva zeigt sich erst dann, wenn der Zyklus sich wieder eingestellt hat. Und das kann je nach Frau un-

10.6 »Contraceptive Strategy versus Post-Amenorrheic Strategy«

terschiedlich lange dauern. Viele Frauen, die stillen, suchen außerdem nach gesunden Alternativen. Zudem gibt es bis heute Bevölkerungsgruppen, die, obwohl an westlichem Lebensstil interessiert, den Gebrauch von hormonellen Kontrazeptiva aus kulturellen oder religiösen Gründen ablehnen.

Es gilt im Sinne des »Fertility Awareness« ein Verständnis für die Fruchtbarkeitsvorgänge im Körper zu vermitteln und die Informationen zum Stillen bzw. Nichtstillen und dessen Einfluss auf die Rückkehr des Zyklus nach einer Entbindung in verständlicher Sprache zur Verfügung zu stellen. Zudem sollten alle (!) im Rahmen von Familienplanung zur Verfügung stehenden Möglichkeiten mit allem Für und Wider dargestellt werden, um so der Frau und ihrem Partner einen »informed choice« zu ermöglichen.

Hormonelle Verhütungsmittel bieten sich insbesondere am Anfang der Stillzeit nicht an, da diese die Milchbildung negativ beeinflussen können. Reine Gestagen-Präparate sollten frühestens ab der 6. Woche, Östrogen-Gestagen-Präparate nach sechs Monaten nach der Geburt gegeben werden. Die hemmende Wirkung von Östrogenen auf die Milchbildung ist seit langen bekannt. Östrogene wurde früher zum medikamentösen Abstillen eingesetzt. Hormonfreie Verhütungsmittel sind von daher für die Stillzeit besser geeignet.

Die verschiedenen Post-Bellagio-Studien zeigen, dass vollstillende Frauen im Sinne von »Breastfeeding on demand« mit LAM ein Angebot haben, das ihnen einen Konzeptionsschutz über einen längeren Zeitraum ermöglicht, ohne dass sie sklavisch nach der Uhr stillen müssen. Den nächtlichen Stillphasen kommt dabei eine besondere Bedeutung zu. Wenn dann aber nachts nicht regelmäßig gestillt wird, kann sehr häufiges Stillen über Tag dieses Defizit in der Regel gut ausgleichen. Denn am Ende kommt es auf eine hochfrequente Stillfrequenz in 24 Stunden an.

11 Stillen – doch kein Rund-um-Paket?

In der Geschichte der Menschheit hat Stillen eine lange Tradition. Viele Mythen sind damit verbunden, kulturelle Tabus und auch die Erfahrung, dass mit der sogenannten Zivilisation Vieles an natürlichem Wissen verloren gegangen ist.

Die Studien der letzten Jahrzehnte haben den Beleg über das Wissen erbracht, das teilweise schon lange in den Kulturen verankert war, dass Stillen die Fruchtbarkeit entscheidend beeinflusst. Zum anderen haben die Studien die Rahmenbedingungen aufgezeigt, wie dieses Wissen in unsere schnelllebige und technikgläubige Zeit Eingang finden kann.

Gleichzeitig haben Wissenschaftlerinnen und v. a. auch Ärztinnen und Ärzte angemerkt, dass die Sicherheit z. B. von LAM kritisch zu überprüfen sei, dass in den Studien Kontrollgruppen fehlen, Stillprotokolle wegen unterschiedlicher Definitionen nicht vergleichbar sind etc.

Wer jemals Frauen im Rahmen einer Stillstudie begleitet hat, weiß um die Herausforderungen, diese Gruppe über Monate prospektiv zu verfolgen. Ihr Alltag mit dem neuen Erdenbürger hat seine eigenen Schwerpunkte.

Hinzu kommt, dass Stillverhalten sich nur bedingt planen lässt. Kaum eine Mutter weckt ihr Kind, das friedlich durchschläft, um der Familienplanung willen, und nicht jedes Kind ist über viele Monate an vollem Stillen interessiert. Gerade Geschwisterkinder, die bei den älteren sehen, wenn es etwas zu essen gibt, können bisweilen ganz ungehalten werden, wenn ihnen die Nahrung am Familientisch vorenthalten werden soll.

Das Anliegen von Barbara Gross, selbst Mutter von fünf Kindern, und ihren Kolleginnen, war, den Boden für eine neue Stillkultur aufzubereiten und den Müttern Orientierung zu geben, ab wann Familienplanung wieder notwendig wird. Damit bewegen sie sich auf einer Linie mit den großen Organisationen wie WHO und UNICEF.

Vielleicht braucht es unterstützend eine gute Empowerment-Strategie für die stillenden Mütter und ihre Kinder, eine fördernde und ermutigende Beratung und Begleitung durch alle, die in diesem Feld arbeiten, und in Zeiten eines wachsenden ökologischen Bewusstseins die Erkenntnis, dass die Natur selbst wirksam ist, auch ohne Windräder und ähnliches mehr.

Glossar

Abstillen	das Kind wird von der Brust entwöhnt und erhält keine Muttermilch mehr
Adaptierte Säuglingsnahrung	an die Bedürfnisse des kindlichen Organismus angepasste künstliche Säuglingsnahrung/Milch
Amenorrhea	(engl.) Amenorrhoe
Amenorrhoe	Ausbleiben der Blutung/Regelblutung
Amme	eine Frau, die nach der Geburt ihres eigenen Kindes ein fremdes Kind gegen Entlohnung stillt
Anovulation	Ausbleiben der Ovulation/des Eisprungs
Antipsychotika	Medikamente zur Behandlung von psychischen Erregungszuständen und psychischen Erkrankungen
Antiemetika	Medikamente gegen Übelkeit
Antihypertensiva	Medikamente gegen Bluthochdruck (Hypertonie)
Autonomie	die Fähigkeit einer Person, ihr Leben selbst zu regeln
Barrieremethoden	Sammelbegriff für Verhütungsmethoden wie Kondom und Diaphragma
Basaltemperatur	die morgendlich nach dem Aufwachen, vor dem Aufstehen und jeder Aktivität gemessene Körpertemperatur der Frau

- *Basaltemperaturhochlage* – erhöhtes Basaltemperaturniveau nach dem Eisprung
- *vollwertig* – mindestens 10 Tage Temperaturhochlage
- *Basaltemperaturkurve* – Verlauf der Basaltemperatur im Laufe eines Zyklus
- *biphasisch* – zwei Temperaturniveaus als Zeichen für einen Eisprung

Glossar

    ♦ *monophasisch* – nur ein Temperaturniveau bei fehlendem Eisprung

Bias	Ergebnisverzerrung
Biopsie	chirurgischer Eingriff zur Entnahme von Gewebe
Birth spacing	beabsichtige Geburtenabstände
Blutung	Menses, Menstruation, Periode, Regelblutung, Regel – im Laufe des weiblichen Zyklus wird in der Gebärmutter eine Schleimhautschicht (Endometrium) aufgebaut, in der sich das befruchtete Ei einnisten kann; kommt es nicht zu einer Schwangerschaft, wird diese Schicht mit der Blutung abgestoßen
Blutungsmuster	jede Frau hat ihr eigenes Blutungsverhalten (wenig bis starke Blutung wenige bis mehrere Tage)
Bonding	enge und von intensiven Gefühlen geprägte Beziehung
Breastfeeding	Stillen/Ernährung des Kindes durch Muttermilch
Child spacing	auch birth spacing (beabsichtigte Geburtenabstände)
Corpus luteum	Gelbkörper; entsteht im Eierstock nach dem Eisprung durch Umwandlung des geplatzten Eibläschens

    ♦ *Corpus luteum Phase* – Gelbkörperphase nach dem Eisprung (10 bis 16 Tage)

Cortisol	»Stresshormon«, das in der Nebenniere produziert wird
Demographische Entwicklung	Veränderungen in der Altersstruktur einer Gesellschaft
Diabetes	Blutzuckererkrankung
Dopamin	ein chemischer Botenstoff (Neurotransmitter), der für die Informationsübertragung zwischen Nervenzellen im Ge-

Glossar

	hirn und dem gesamten Körper zuständig ist
Dysgerminom	bösartiger Eierstocktumor
Dyspareunie	Schmerzen beim Sex
Eibläschen	auch Follikel; beim Eisprung platzt das Eibläschen und gibt die Eizelle frei
Eierstock	auch Ovar; ist paarig angelegt, liegt geschützt im Becken der Frau; gibt von der Menarche bis zur Menopause regelmäßig im Laufe eines Zyklus eine Eizelle frei und produziert die weiblichen Geschlechtshormone Östrogene und Progesteron
Ei(zell)reifung	Entwicklung einer befruchtungsfähigen Eizelle
Empfängnis	auch Konzeption; Befruchtung der Eizelle
Empfängnisregelung	auch Geburtenplanung, Familienplanung, Kontrazeption, Verhütung; bewusste Beeinflussung der Fortpflanzung
Endometrium	auch Gebärmutterschleim; Schleimhaut, die die Gebärmutter von innen auskleidet
Entbindung	Beendung einer Schwangerschaft durch die Geburt eines Kindes

♦ *Entbindungstermin* – Datum der Entbindung

Entwöhnen	auch Abstillen
Epidemie	örtlich und zeitlich begrenztes Vorkommen einer Infektionskrankheit
Estradiol	ist das bei der Frau am häufigsten vorkommende Östrogen
Ethnie	eine abgegrenzte soziale Gruppe
Ethnologe	Person, die ethnische Gruppen und indigene Völker beforscht
Familienplanung	auch Empfängnisregelung
Farnkrautphänomen	Kristallbildung des getrockneten Zervixschleims, die unter dem Mikroskop dem Farnkraut ähnelt

Feedback-Mechanismus	Rückkoppelungsmechanismus bei dem das Ergebnis eines Prozesses wieder auf den ursprünglichen Prozess einwirkt
Fertilität	Fruchtbarkeit
Fertility	(engl.) Fertilität/Fruchtbarkeit

- *Fertility Awareness* – Fruchtbarkeitsbewusstsein
- *Overall fertility* – Gesamtfertilität
- *Return of fertility* – (engl.) Rückkehr der Fruchtbarkeit

Follikel	auch Eibläschen

- *Follikelreifung* – Reifen des Eibläschens
- *Follikelsonographie* – Ultraschalldarstellung des Eibläschens

Fruchtbarkeit	auch Fertilität
Gebärmutter	auch Uterus: liegt im kleinen Becken der Frau; die befruchtete Eizelle nistet sich in der Gebärmutterschleimhaut ein
Geburtenabstände	Zeitspanne zwischen zwei Geburten
Gestagene	Gelbkörperhormone, die nach dem Eisprung im Eierstock gebildet werden; Hauptvertreter ist das Progesteron
Gebärmutterhals	auch Zervix; unteres Drittel der Gebärmutter, das in die Scheide hineinragt
Geburtenkontrolle	auch Empfängnisregelung
Geburtenintervalle	auch Geburtenabstände
Gelbkörper	auch Corpus luteum
Gelbkörperphase	auch Corpus luteum Phase
Genetisch	durch Vererbung
Genitaler Sex	Genitalverkehr/Geschlechtsverkehr
Humanethnologin	Verhaltensbiologin, die Verhaltensweisen in unterschiedlichen Kulturen beforscht
Hyperlipidämie	Störung des Fettstoffwechsels, Erhöhung der Blutfette
Hypophyse	Hirnanhangsdrüse

- *Hypophysenadenom* – gutartiger Tumor der Hypophyse
- *Hypophysenvorderlappen* – auch Neurohypophyse; größerer Teil der Hypophyse; produziert u. a. Prolaktin

Hypothalamus	Zwischenhirn; steuert über Releasing-Hormone die Produktion und Freisetzung von Hormonen der Hypophyse
Hypothyreose	Schilddrüsenunterfunktion
Immigrantin	Einwanderin
Inkulturation	Einbringen von Verhaltensmustern, Gedanken über Dinge oder Ansichten von einer Kultur in eine andere
Intergenetisches Intervall	zeitliche Abstände zwischen den einzelnen Entbindungen bei einer Frau
Immunglobuline	im Blut zirkulierende Antikörper
Infertilität	Unfruchtbarkeit
Informed choice	Bewusste Wahl/Entscheidung
Intrauterine Mortalität	Absterben des Kindes im Mutterleib
Inzidenz	Anzahl der neu aufgetretenen Erkrankungen in einer bestimmten Personengruppe
Konsistenz	Beschaffenheit/Festigkeit eines Stoffes
Koitus	Geschlechtsverkehr
Koitustabu	Verbot des Koitus
Kolostrum	mütterliche Vormilch
Kontrazeption	auch Empfängnisregelung

- *Kontrazeptive Methode* – Methode zur Kontrazeption

Konzeption	Befruchtung der Eizelle; Eizelle und Spermium verschmelzen miteinander, ein neuer Mensch entsteht

- *Konzeptionsintervall* – auch Geburtenintervall
- *Konzeptionsschutz* – Schutz vor einer Empfängnis/Schwangerschaft

Korrelation	Wechselbeziehung
Kraniopharyngeom	gutartiger Tumor der Schädelbasis
Krypten	Drüsen, die den Gebärmutterhalskanal auskleiden und Zervixschleim produzieren
Laktation	Milchbildung
	• *Laktationsamenorrhoe* – Stillbedingtes Ausbleiben der Regelblutung
Let-down-Reflex	Milchspendereflex, der durch den Saugreiz an der Brust ausgelöst wird
Lutealphase	auch Corpus luteum Phase
Menarche	erste Regelblutung im Leben einer Frau
Menopause	letzte Regelblutung im Leben einer Frau
Menses	auch Blutung
Menstrualblut	das Blut, das bei der Menstruation ausgestoßen wird
Menstruation	auch Blutung
Migration	Menschen ziehen über Staatsgrenzen an einen anderen Ort
Minipille	Reine Gestagenpille; wirkt v. a. auf den Zervixschleim; muss ohne Pause genommen werden
Multicenter-Studie	klinische Studie, die an mehreren Zentren durchgeführt wird
Muttermund	auch Portio; Übergang von Gebärmutterhals in die Scheide
Neurohypophyse	Hypophysenhinterlappen; schüttet u. a. das Oxytocin aus
Neurotransmitter	chemische Botenstoffe des zentralen Nervensystems
Östrogene	weibliche Geschlechtshormone, die hauptsächlich in den Eierstöcken, aber auch in der Plazenta gebildet werden
Oligosaccharide	Kohlenhydrate, die aus mehreren Einfachzuckern aufgebaut sind
Ovar/Ovarien	auch Eierstock/Eierstöcke
Ovulation	auch Eisprung; beim Eisprung platzt das Eibläschen und gibt die Eizelle frei

- *Vollwertige Ovulation* – Eisprung, dem eine normal lange Corpus luteum Phase folgt
- *Ovulationszyklen* – Zyklen mit Eisprung

Oxytocin	Hormon, das im Hypothalamus gebildet wird, u. a. die Geburt eröffnet und für den Milchfluss zuständig ist
Pearl Index	Beurteilungsmaß für die Sicherheit einer Familienplanungsmethode
Perinatale Sterblichkeit	Neugeborenen-Sterblichkeit während der ersten sieben Tage nach der Geburt
Periodenblutung	auch Menstruation
pH	Maß für den sauren oder basischen Charakter einer wässrigen Lösung
Physiologie	Lehre von den natürlichen Lebensvorgängen und Funktionsweisen des Organismus
Plazenta	Mutterkuchen, der sich in der Gebärmutter bildet und das Kind bis zur Geburt mit wichtigen Nährstoffen und Sauerstoff aus dem mütterlichen Organismus versorgt

- *Plazentahormone* – Die Plazenta produziert *verschiedene* Hormone, u. a. Östrogene und Progesteron, die alle dem Erhalt der Schwangerschaft und dem Versorgen des ungeborenen Kindes dienen

Polygamie	Mehrfachehe
Polygynie	»Vielweiberei«
Post partum	nach der Entbindung/Geburt
Postpartal	auch post partum
Prävalenz	gesamte Anzahl an Krankheitsfällen im betrachteten Teil der Bevölkerung zu einem Zeitpunkt oder während eines bestimmten Zeitraums
Pregnandiol	Progesteron Abbauprodukt

Progesteron	gehört zur Gruppe der Gestagene, wird v. a. nach dem Eisprung im Gelbkörper gebildet und dient u. a. dem Erhalt einer Schwangerschaft
Prolaktin	Milchbildungshormon, das in der Hypophyse gebildet wird und die postpartale Fertilität entscheidend beeinflusst
Prolaktinom	Prolaktin produzierender Tumor der Hypophyse
Protogenetisches Intervall	Zeitspanne zwischen Heirat und Geburt eines Kindes
Qualitativ	die Qualität betreffend
Quantitativ	die Menge betreffend
Replacement	(engl.) Ersatz/Austausch
Response	(engl.) Antwort/Reaktion
Rhythmus-Methoden	Zeitwahlmethoden der Familienplanung, z. B. Knaus und Ogino
Rooming-in	Mutter und Kind sind in der Klinik über 24 Std. gemeinsam in einem Raum untergebracht
rural	ländlich
Saugfrequenz	Häufigkeit des Saugreizes in 24 Stunden
Sekretion	Abgabe von Substanzen aus Drüsen
Sensiplan®	Natürliche Familienplanung/AG NFP
Spacer	auch Abständler
Spermium/Spermien	Samenzelle
Stillen	Ernährung des Säuglings durch die Muttermilch

- *Stillfrequenz* – Häufigkeit des Stillens in 24 Stunden
- *Stillgruppen* – Selbsthilfegruppen stillender Frauen
- *Stillinfertilität* – Stillbedingte zeitlich begrenzte Unfruchtbarkeit
- *Stillzyklusblatt* – Zyklusblatt zur Dokumentation der Beobachtungen von Fruchtbarkeitszeichen im Zyklus und des Stillverhaltens

Glossar

Survey	Umfrage/wissenschaftliche Erhebung
Tabu	Verbot
Temperaturhochlage	zweite Phase der Basaltemperatur, Zeichen für erfolgten Eisprung
Translationale Implementierung	Umsetzung von Forschungsergebnissen in der Gesundheitsversorgung
Urban	städtisch

- *Urbanisierung* – Ausbreitung städtischer Lebensform

Vaginale Blutung	auch Menstruation
Vaginacytologie	Beurteilung der Scheidenhistologie (Zellen der Scheidenschleimhaut)
Verhütungsmethoden	Methoden der Empfängnisregelung
wet-nurse	(engl.) auch Amme
Wochenbett	die ersten sechs bis acht Wochen nach einer Entbindung
Wochenfluss	kann vier bis sechs Wochen dauern; Blutungen nach der Entbindung, bei denen Gewebereste und Schleimhaut von der Gebärmutter abgesondert werden und aus der Scheide herausfließen
Zervix	auch Gebärmutterhals

- *Zervixschleim* – Sekret, das in den Krypten der Gebärmutter gebildet wird, die Spermien ernährt und am Leben erhält
- *Zervikalschleim* – auch Zervixschleim

Zyklus	der weibliche Zyklus beginnt mit dem ersten Tag der Blutung und endet mit dem letzten Tag vor der nächsten Blutung; in der Regel findet 12 bis 16 Tage vor der nächsten Blutung der Eisprung statt

- *Zyklusbeobachtung* – anhand von Beobachtung der Fruchtbarkeitszeichen

Glossar

wie Veränderung der Basaltemperatur und des Zervixschleims im Laufe des Zyklus kann eine Frau ihre individuelle Fruchtbarkeit bestimmen

- *Zyklusblatt* – »Tagebuch«, in dem die Beobachtung der Fruchtbarkeitszeichen Tag für Tag eingetragen werden

Literatur

Abou-Dakn M (2018) Health effects of breastfeeding on the mother. Bundesgesundheitsblatt Gesundheitsforschung Gesundheitsschutz 61 (8) S. 986–989.
Alive & Thrive UNICEF (2022) Factors Influencing the Practice of Exclusive Breastfeeding and Other Infant Feeding Practices in the First Six Months of Life in West and Central Africa.
Anderson JE Becker S et al. (1986) Breastfeeding Effects on Birth Interval Components: A Prospective Child Health Study in Gaza. In: Studies in Family Planning 17 (3) S. 153–160.
Arbeitsgruppe NFP (2020) (Hrgb.) Natürlich und sicher – Das Praxisbuch. TRIAS.
Avery M et al. (2000) The Experience of Sexuality During Breastfeeding among Primiparous Women. J Midwifery Womens Health 45(3) S. 227–37.
Ayangade SO (1978) Birth interval study in a culturally stable urban population. Int J Gynecol Obstet 15 (6) S. 497–500.
Battin DA Marrs RP et al. (1985) Effect of Suckling on Serum Prolactin, Luteinizing Hormone, Follicle-Stimulating Hormone, and Estradiol During Prolonged Lactation. Obstet Gynecol 65 (6) S. 785–788.
Berufsverband der Frauenärzte (https://www.frauenaerzte-im-netz.de/schwangerschaft-geburt/stillen/stillen-und-empfaengnisverhuetung/).
Berman ML Hanson K et al. (1972) Effect of breastfeeding in postpartum menstruation, ovulation, and pregnancy in Alaskan Eskimos. Am J Obstet Gynecol 114 S. 524 ff.
Bezner Kerr RB Dakishoni L et al. (2008) »We grandmothers know plenty«: breastfeeding, complementary feeding, and the multifaceted role of grandmothers in Malawi. Soc Sci Med 66 (5) S. 1095–105.
BfR (2007) https://www.mri.bund.de/fileadmin/MRI/Themen/Stillkommission/einheitliche_terminologie_zur_saeuglingsernaehrung.pdf
Billewicz WZ (1979) The Timing of Post-Partum Menstruation and Breast Feeding: A Simple Formula. J Biosoc Sci 11 S. 141–151.
Binns C et al. (2016) The Long-Term Public Health Benefits of Breastfeeding, Asia Pac J Public Health 28(1) S. 7–14.
Bonnar J (1982) Natural Family Planning Including Breast-Feeding. Advances in Fertility Research, Raven Press. S. 1–20.
Bonté M et al. (1969) Prolonged lactation and family spacing in Rwanda. J Biosoc Sci 1 S. 97–100.
Bonté M et al. (1974) Influence of the Socio-economic Level on the Conception Rate during Lactation, Department of Obstetrics and Gynecology. Int J Fertil 19 S. 97–102.
Booth M (1935) Returning menstruation after childbirth. Yale J Biol Med 8 S. 215
Brettschneider AK von der Lippe E Lange C (2018) Stillverhalten in Deutschland – Neues aus KiGGS Welle 2. Bundesgesundheitsbl. 61 S. 920–925.
Broers D Krolak-Olejnik B (2018) A history of breastfeeding. GinPolMedProject 1 (47) S. 030–032.

Literatur

Brown JB et al. (1985) A study of returning fertility after childbirth and during lactation by measurement of urinary estrogen and pregnandiol excretion and by cervical mucus production. J Biosoc Science 9 S. 5–23.

Buchanan R (1975) Breast-feeding – Aid to infant health and fertility control. Population Report Series J 4 S. 49 ff.

Caldwell et al. (1977) The role of marital sexual abstinence in determining fertility: a study of the Yoruba in Nigeria. Population Studies 31 (1) S. 193–215

Chowdhury AR (1988) The Infant Mortality-Fertility Debate: Some International Evidence South Econ J 54 (3) S. 666–674.

Chowdhury R Sinha B et al. (2015) Breastfeeding and maternal health outcome: a systematic review and meta-analysis. Acta Pediatr 104 (467) S. 96–113.

Chopra JG Camacho R et al. (1970) Maternal Nutrition and Family Planning. J Clin Nutr 23 S. 1043–1058.

Cochran SH Farid SM (2010) Fertility in Sub-Saharan Africa: analysis and explanation (English). World Bank discussion papers; no. WDP 43 Washington, DC. World Bank Group.http://documents.worldbank.org/curated/en/585061468768654556/Fertility-in-sub-Saharan-Africa-analysis-and-explanation

Cooney KA et al. (1996) An assessment of the nine-month lactational amenorrhea method (MAMA-9) in Rwanda. Stud Fam Plan 27 S. 102–171.

Cronin TJ (1968) Influence of lactation upon ovulation. Lancet 2 S. 422.

Cwiak C et al. (2004) Peripatum contraceptive attitudes and practices. Contraception 70 S. 383–386.

Czerwinski C et al. (1991) Empfängnisverhütung in der Stillzeit. Hrgb. Arbeitsgemeinschaft Freier Stillgruppen (AFS).

Davies-Adetugbo A (1997) Sociocultural factors and the promotion of exclusive breastfeeding in rural Yoruba communities of Osun State, Nigeria. Social Science & Medicine 45 (1) S. 113–125.

Delgado H Lechtig A et al. (1978) Nutrition, lactation, and postpartum amenorrhea. Am Journal Clinical Nutrition 31 S. 322–327.

Delgado H Brineman I et al. (1979) Effect of maternal nutrition status and infant supplementation during lactation on postpartum amenorrhea. J Obst Gynecol 135 (3) S. 303–307.

Deutsche Gesellschaft für Kinder- und Jugendmedizin. https://www.dgkj.de/eltern/dgkj-elterninformationen/elterninfo-sicherer-schlaf1#:~:text=Empfohlen%20ist%20das%20ausschlie%C3%9Fliche%20Stillen,wann%20das%20Stillen%20beendet%20wird

Dewey KG Heinig MJ et al. (1995) Differences in morbidity between breast-fed and formula-fed infants. J Pediatr 126 (5) S. 696–702.

Díaz S Rodríguez G et al. (1988) Breastfeeding Pattern and the Duration of Lactational Amenorrhea in Urban Chilean Women. Contraception 38 (1) S. 37–51.

Díaz S Rodríguez G et al. (1988) Lactational Amenorrhea and the Recovery of Ovulation and Fertility in Fully Nursing Chilean Women. Contraception 38 (1) S. 53–67.

Diaz et al (1991) Contraceptive efficacy of lactation amenorrhea in urban Chilean women. Contraception 43 S. 335–52.

Díaz S Cardenas H et al. (1991) Early Difference in the Endocrine Profile of Long and Short Lactational Amenorrhea. JCE & M 72 (1) S. 196–201.

Dobbing J (1985) Maternal Nutrition and Lactational Infertility, Nestlé Nutrition Workshop Series Vol. 9.

Döring G (1953) Die extragenitalen zyklischen Veränderungen im Organismus der gesunden Frau. Dissertation Universität München.

Dorairaj K (1991) The modified mucus method in India. Am J Gyn Obstet 16 S. 2066 ff.

Duijts L Jaddoe et al. (2010) Prolonged and exclusive breastfeeding reduces the risk of infectious diseases in infancy. Pediatrics 126 (1) S. 18–25.

Ebrahim GJ (1980) Breast Feeding, the biological Option, Macmillan Tropical Community Health Manuals.

Egobuono I et al. (2005) Breastfeeding, return of menses, sexual activity among mothers in the first sex months of lactation in Onitsha, South Eastern Nigeria. J Obstet Gynecol 25 S. 500–3.

Ehrenfest H (1915) Reappearance of menstruation after childbirth. Am J Obstet Gynecol. 77 S. 577–599.

Ellendorff F Elsaesser F (1984) (1984) Endocrine Causes of Seasonal and Lactational Anestrus in Farm Animals. Martinus Nijhoff Publishers. Seminar, Institut für Tierzucht und Tierverhalten, Mariensee, Bundesforschungsanstalt für Landwirtschaft (FAL) S. 246–288.

El-Minawi M et al. (1971) Postpartum lactation amenorrhea. Am J Obstet Gynecol 111 S. 17 ff.

Eslami SS (1987) Predictors of ovulation in breastfeeding women in Manila, The Philippines. Dissertation John Hopkins University Baltimore/USA

Fallon A et al. (2016) Cochrane Review Group Pregnancy and childbirth – Stillen nach Bedarf im Vergleich zu Stillen in festen Abständen (oder Teilstillen) im Hinblick auf erfolgreiches Stillen. https://www.cochrane.org/de/CD009067/PREG_stillen-nach-bedarf-im-vergleich-zu-stillen-festen-abstanden-oder-teilstillen-im-hinblick-auf#:~:text=Warum%20ist%20das,nach%20der%20Uhr.

Family Health International (1988) Breastfeeding as a family planning method. Lancet 2 (8621) S. 1204–5.

Fildes A (1986) Breasts, Bottles and Babies: A History of Infant Feeding. Edinburgh University Press.

Flynn AM (1981) A Survey of Postpartum Fertility Studies with Particular Reference to the Breastfeeding Mother. Int J Fertil 26 (3) S. 203–208.

Fortrie C (1991) Familienplanung in der Stillzeit unter besonderer Berücksichtigung von Praktikabilität und Akzeptanz der natürlichen Methoden. Dissertation an der Universität Düsseldorf.

Fortrie C Sottong U et al. (1988) Familienplanung in der Stillzeit unter besonderer Berücksichtigung von Praktikabilität und Akzeptanz der natürlichen Methoden, in: Bundesminister für Jugend, Familie, Frauen und Gesundheit (Hrgb). Natürliche Methoden der Familienplanung – Modellprojekt des Bundesministeriums für Jugend, Familie, Frauen und Gesundheit, Band 239), Kohlhammer-Verlag, Stuttgart S. 130 ff.

Fortrie C Sottong U et al. (1991) Familienplanung in der Stillzeit unter besonderer Berücksichtigung von Praktikabilität und Akzeptanz der natürlichen Methoden, in: Natürliche Familienplanung: Neue Technologien und Studien zur Methode. Ein Projekt des BMJFFG an der Universität Düsseldorf. G. Freundl (Red.); Universität Düsseldorf.

Literatur

Freundl G Frank-Herrmann P Sottong U (1994) Empfängnisverhütung durch Stillen – die Lactational Amenorrhea Methode (LAM). Der Frauenarzt 35 (10) S. 1198–1204.

Frisch RE (1974) Lactational Amenorrhea, Demographic Implications of the Biological Determinants of Female Fecundity. Social Biology 22 (1) S. 20–21.

Gallegos D Vicca N et al. (2015) Breastfeeding beliefs and practices of African women living in Brisbane and Perth, Australia. Matern Child Nutr 11 (4) S. 727–736.

Galen (1951) De Sanitate Tuenda. Charles C. Thomas Publisher.

Garrison F Abt A (1965) History of Pediatrics. Philadelphia Saunders.

Glasier A McNeilly A et al. (1984) The prolactin response to suckling. Clin Endocrin 21 S. 109 ff.

Gray RH (1981) Birth intervals, postpartum sexual abstinence, and child health: Child spaces in tropical Africa Traditions and Change. Academic Press S. 93–109.

Gross BA, Eastman CJ et al. (1979) Integrated concentration of prolactin in breastfeeding mothers. Australian and New Zealand J. Octet. & Gynecol 19 S.150 ff.

Gray RH (1977) Fertility regulation during human lactation. Demographic Considerations. J. Biosoc. Sci. Suppl. 4 S. 195–197

Gray RH Campbell et al. (1990) Risk of ovulation during lactation. Lancet 335 (8680) S. 25–9.

Gross BA Eastman CJ (1979) Prolactin Secretion During Prolonged Lactational Amenorrhea. Aust. NZ Obstet Gynecology 19 S. 95–99.

Gross BA, Eastman CJ et al. (1979) Integrated concentration of prolactin in breastfeeding mothers. Australian and New Zealand. J Obstet Gynecol 19 S.150 ff.

Gross BA (1983) Breastfeeding and the Return to Fertility. Newsletter N. 2. Assoc. of NFP Inc. 4 (9) S. 2–13.

Gross BA Eastman CJ (1983) Effect of breast-feeding status on prolactin secretion and resumption of menstruation. Med J Aust 2 S. 313–317.

Gross BA (1983) Breastfeeding and the return of fertility. Newsletter New Zealand Assoc. NFP 4 (9) S. 1–13.

Gross BA Eastman CJ (1985) Prolactin and the Return of Ovulation in Breast-Feeding Women. J Biosoc 9 S. 25–42.

Gross BA (1988) Breastfeeding and natural family planning. Int J Fertility Suppl. S. 24–31.

Gross BA, Burger H (2002) Breastfeeding patterns and return to fertility in Australian women. Aust NZ Obstet Gynecol 42 S. 148–145.

Halken S (2004) Prevention of allergic diseases in childhood: clinical and epidemiological aspects of primary and secondary allergy prevention. Pediatr Allergy Immunology 15 (16) S. 4–5.

Harfouche J (1970) The importance of breastfeeding. J Trop Pediatr 16 S. 135–175.

Harley K Stamm NL et al. (2007) The effect of time in the U.S. on the duration of breastfeeding in women of Mexican descent. Maternal and Child Health Journal 11 S. 119–125.

Harris M Ross EB (1987) Death, Sex, and Fertility, Population Regulation in Preindustrial and Developing Societies, Lactational Frequency and Scheduling. Columbia University Press New York S. 8–9.

Hatherly LI (1985) Late interfile days in early postpartum cycles. Clin Reprod Fertility 3 S. 73–80.

Hauke K (2006) Sklaven in der Antike: Ammen und Pädagogen. München GRIN Verlag.

Henzinger U (2020) Stillen -Kulturgeschichtliche Überlegungen zur frühen Eltern-Kind-Beziehung. Psychosozial Verlag Gießen.

Hefnawi F et al. (1977) The benefit of lactation amenorrhea as a contraceptive. Int J Gynecol Obstet 15 S. 60–62.

Hipp E Low LK et al. (2012) Exploring Women's Postpartum Sexuality: Social, Psychological, Relational, and Birth-Related Contextual Factors. The Journal of Sexual Medicine 9 (9) S. 2330–2341.

Howie PW McNeilly AS et al. (1981) Effect of supplementary food on suckling patterns and ovarian activity during lactation. Brit Med J 283 S. 757–759.

Howie PW McNeilly AS et al. (1982) Fertility after Childbirth: Post-Partum Ovulation and Menstruation in Bottle and Breastfeeding Mothers. Clinical Endocrinology 17 S. 323–332.

Huffman SL Combest C (1990) Role of breast-feeding in the prevention and treatment of diarrhoea. J Diarhoeal Dis Res 8 (3) S. 68–81.

Hunt NR (1988) »Le Bebe en Brousse«: European Women, African Birth Spacing and Colonial Intervention in Breast Feeding in the Belgian Congo. The International Journal of African Historical Studies 21 (3) S. 401–432.

Israngkura B et al. (1989) Breastfeeding and return to Ovulation in Bangkok, Thailand. Int J Gynecol Obstet 30 (4) S. 335–42.

Jägers R (2007) Duisburg im 18. Jahrhundert. Sozialstruktur und Bevölkerungsbewegung einer niederrheinischen Kleinstadt im Ancien Regime (1713–1814). Universität Bonn, Institut für Geschichtswissenschaft (IGW); Abteilung für Verfassungs-, Sozial-, und Wirtschaftsgeschichte. https://www.da-ra.de/dara/study/web_show?res_id=6923&lang=en&mdlang=de&detail=true&widget=&widgetclient=

Jain AK et al. (1970) Demographic Aspects of Lactation and Postpartum Amenorrhea. Demography 7 (2) S. 255–71.

Jain AK Sun TH (1972) Inter-Relationships between Socio-Demographic Factors, Lactation and Postpartum Amenorrhea. Demography India 1 (1) S. 78–91.

Jeliffe DB (1972) Commerciogenic malnutrition? Nutr Rev 30 (9) S. 199–205.

Jelliffe DB Jelliffe EF (1985) Lactation Amenorrhea: An Important Present-Day.

Component of Family Planning Programs. Editorial Journal of Tropical Pediatrics 11.

Jeppsson S Nilsson Ko et al. (1976) Influence of suckling and of suckling followed by THR or LH-RH on plasma prolactin, TSH, GH and FSH. Acta Endocrinologica 82 S. 246–253.

Kakute PN Ngum J et al. (2005) Cultural barriers to exclusive breastfeeding by mothers in a rural area of Cameroon, Africa. J Midwifery Womens Health 50 (4):324–328.

Kamal I Hefnawi F et al. (1969) Clinical, biochemical, and experimental studies on lactation. Am J Obstet Gynecol 105 S. 314–23.

Kazi A et al. (1995) Effectiveness of the lactational amenorrhea method in Pakistan, Fertility Sterility 64 S. 717–23.

Kennedy KI Rivera R (1989) Consensus Statement on the Use of Breastfeeding as a Family Planning Method. Contraception 39 (5) S. 477–96.

Kennedy KI et al. (1996) Consensus Statement: Lactational Amenorrhea Method for Family Planning. International Journal of Gynecology and Obstetrics 54 S. 55–57.

Kennedy KI et al. (1997) The frequency of coitus during breastfeeding. Birth 24 (4) S. 253–7.

Kennedy KI Visness CM (1992) Contraceptive efficacy of lactational amenorrhea. Lancet 339 S. 227–230.

Literatur

Kermode AG Tofts PS et al. (1988) Breastfeeding as a Family Planning Method. The Lancet S. 1204–1205.

Khan T Kazi A et al. (1990) Clinical Trial of the Lactational Amenorrhea Method Protocol. National Research Institute for Fertility Control Pakistan, Family Health International Research Triangle Park USA.

Klann-Heinen P Sottong U (2020) Natürliche Familienplanung mit Sensiplan. In: Stiefel et al. (Hrsg.) Hebammenkunde S. 178–179.

Khella AK Fahim HI et al. (2004) Lactational amenorrhea as a method of family planning in Egypt. Contraception 69 S. 317–322.

Knodel J van de Walle E (1967) Breast feeding, fertility, and infant mortality: An analysis of some early German data. Popul Stud (Cam) 21 (2) S. 109-31.

Knodel J Kintner H (1977) The impact of breastfeeding patterns on the biometric analysis of infant mortality. Demography 14 S. 391–409.

Knodel J Kamnuansilpa P et al. (1985) Infant Feeding Practices, Postpartum Amenorrhea, and Contraceptive Use in Thailand. Studies in Family Planning 16 (6) S. 302–311.

Knodel JE Knodel E (2002) Demographic Behavior in the Past – A Study of Fourteen German Village Populations in the Eighteenth and Nineteenth Centuries. Cambridge University Press (Verlag).

Kolata GB (1974) Kung Hunter-Gatherers: Feminism, Diet, and Birth Control. Science 185 (4155) S. 932–934.

Koletzko B Bauer CP et al. (2016) Ernährung und Bewegung von Säuglingen und stillenden Frauen. Aktualisierte Handlungsempfehlungen von »Gesund ins Leben – Netzwerk junge Familie«, eine Initiative von IN FORM. Monatsschr Kinderheilkd 164 S. 765–789.

Konner M (1978) Nursing frequency and birth spacing in Kung hunter-gatherers. IPPF Med Bull 15 (2) S. 1–3.

Konner M Worthman C (1980) Nursing Frequency, Gonadal Function, and Birth Spacing Among Kung Hunter-Gatherers. Science 207 S. 788–791.

Kruger R Gericke GJ (2003) A qualitative exploration of rural feeding and weaning practices, knowledge, and attitudes on nutrition. Public Health Nutr 6 (2) S. 217–23.

Labbok MH Krasovec K (1990) Toward Consistency in Breastfeeding Definitions Studies in Family Planning 21 (4) S. 226–230.

Labbok MH (1992) The Lactational Amenorrhea Method: A New Hormonal Family Planning Method. Institute for Reproductive Health Department of Obstetrics and Gynecology, Georgetown.

Labbok MH (1992) Guidelines for Breastfeeding in Family Planning and Child Survival Programs. Institute for Reproductive Health, Georgetown.

Labbok MH (1993) Collaborative Multicenter Post-Marketing Study of the Lactational Amenorrhea Method. Institute for Reproductive Health, Georgetown.

Labbok MH Jennings VH (1993) Advances in Fertility Regulation through Ovulation Prediction during Lactation (Lactational Amenorrhea Method) and during the Menstrual Cycle, Occasional Paper #8, International Symposium on Contraceptive Research and Development for the Year 2000 and Beyond: The Message of Mexico, Vascos de Quiroya, Tlapan.

Labbok MH Pérez A et al. (1994) The Lactational Amenorrhea Method (LAM): A Postpartum Introductory Family Planning Method with Policy and Program Implications. Advances in Contraception 10 (2) S. 93–109.

Labbok MH Hight LV et al. (1997) Multicenter study of the Lactational Amenorrhea Method (LAM): Efficacy, duration, and implication for clinical application. Contraception 55 S. 327–336.

Lancet (2016) Vol 387 S. 404 (https://www.thelancet.com/journals/lancet/article/PIIS0140-6736(16)00210-5/fulltext).

Laukaran VH Wikinoff B (1985) Contraceptive Use, Amenorrhea, and Breastfeeding in Postpartum Women. Studies in Fam Plan 16 (6) S. 293–3014.

Lennert T (2004) Kulturgeschichte des Stillens. Deutsche Hebammengesellschaft 10 S. 49–52.

Lesthaeghe RJ Page H (1980) The Post-Partum Non-Susceptible Period: Development and Application of Model Schedules. Population Studies 31 (1) S. 143–169.

Lesthaeghe RJ (1987) Lactation and Lactation Related Variables; Contraception and Fertility: An Overtime of Data Problems and World Trend. Int J Gynecol Obstet 25 S. 143–173.

Lewis P et al. (1988) Unpublished data from Melbourne, Australia.

Lunn PG Prentice AM Austin (1980) Influence of Maternal Diet on Plasma-Prolactin Levels During Lactation. The Lancet S. 623–625.

Lunn PG Watkinson M et al. (1981) Maternal Nutrition and Lactational Amenorrhea. The Lancet 27 (1) S. 1428–9.

Matthies LM (2019) The influence of partnership quality and breastfeeding on postpartum female sexual function. Arch Gynecol Obstet 299(1) S. 69–77.

MC Cann et al. (1984) Breast-feeding, fertility, and family planning. Popul Rep J 24 (24) S. 525–75

Mchome Z Balley A et al. (2020) Postpartum sex taboos and child growth in Tanzania: Implications for childcare. Matern Child Nutr 2020 https://onlinelibrary.wiley.com/doi/epdf/10.1111/mcn.13048

McLaren D (1979) Nature's contraceptive. Wet-nursing and prolonged lactation Medical History. The case of Chesham, Buckinghamshire, 1578–1601 23 S. 426–441.

McNeilly AS (1979) Effects of Lactation on Fertility. British Med Bulletin 35 (2) S. 151–154.

McNeilly AS Howie PW et al. (1982) Fertility after Childbirth: Adequacy of Post-Partum Luteal Phases. Clinical Endocrinology 17 S. 609–615.

McNeilly AS Glasier AF et al. (1983) Fertility after Childbirth: Pregnancy associated with Breast Feeding. Clinical Endocrinology 18 S. 167–173.

Millman S (1985) Breastfeeding and Contraception: Why the Inverse Association. Studies in Family Planning 16 (2) S. 61–75.

Millman S (1986) Breastfeeding Trends in a Dozen Developing Countries, meeting of the International Federation for Family Life Promotion, Ottawa 1986.

Morley D (1977) Fertility regulation during human lactation, Biosocial advantages of an adequate birth control. J Biosoc Sci Suppl 4 S. 69–81.

Müller AB (2002) Kirchenbücher als wissenschaftliche Quelle – Ein Diskussionsbeitrag. In: Baier H et al. (Hrsg.) Zeitschrift für bayerische Kirchengeschichte. 71. Jahrgang. Verein für bayerische Kirchengeschichte S. 223–235.

Murdock (1967) Ethnographic Atlas.

Literatur

Murphy S Carter L et al. (2023) Exploring the relationship between breastfeeding and the incidence of infant illnesses in Ireland: evidence from a nationally representative prospective cohort study. BMC Public Health 23 (1) S. 140 ff.

Nationale Strategie zur Stillförderung (https://www.bmel.de/SharedDocs/Downloads/DE/Broschueren/nationale-stillstrategie.pdf?__blob=publicationFile&v=10).

Nilsson et al. (1977) d-Norgestrel concentrations in maternal plasma, milk, and child plasma during administration of oral contraceptives to nursing women. Amer J Obstet Gynecol 129 S. 178–184.

Oche MO et al. (2011) Knowledge and practice of exclusive breastfeeding in Kware, Nigeria. Afr Health Sci 11 (3) S. 518–523.

Orisaremi (2013) The influence of breastfeeding beliefs on the sexual behavior of the Tarok in north-central Nigeria. Sexual Reprod Healthcare 4 (4) S. 153–160.

Osteria T (1973) Lactation and postpartum amenorrhea in a rural community. Acta Med Philipp 9 S. 44.

Parenteau-Carreau S et al. (1988) Unpublished data from Montreal, Canada.

Parenteau-Carreau S (1984) Atlas of Sympto-Thermal Breastfeeding Charts, Vol. 1 and 2, Presentation of Cases Charts.

Parenteau-Carreau S Cooney KA (1994) Breastfeeding, Lactational Amenorrhea Method, and Natural Family Planning Interface. Serena Teaching Guide.

Pascal J (1969) Some aspects of postpartum physiology: Contribution of the basal body temperature and its applications to birth regulations. A statistical study of 750 cases. MD Thesis University of Nancy.

Pepperell RJ (1981) Prolactin and Reproduction. Fertility and Sterility 35 (3) S. 267–274.

Perez A et al. (1972) First ovulation after childbirth: The effect of breast-feeding. Am J Obstet Gynecol 114 S. 1041–47.

Pérez A (1979) Lactational amenorrhea and natural family planning, Human Ovulation Biomedical Press S. 501–512.

Pérez A (1981) Natural Family Planning: Postpartum Period. Int J Fertil 26 (3) S. 219–221.

Pérez A Labbok MH et al. (1988) Use-effectiveness of the Ovulation Method Initiated During Postpartum Breastfeeding. Contraception 38 (5) S. 499–509.

Perez et al. (1991) Santiago Breastfeeding Promotion Program: preliminary results of an intervention study. Am J Obstet Gynecol 165 S. 2039–44.

Pérez A Labbok MH (1992) Clinical study of the lactational amenorrhea method for family planning. The Lancet 339 S. 968–970.

Peterson AE et al. (2000) Multicenter study of the lactational amenorrhea method (LAM) III: effectiveness, duration, and satisfaction with reduced client-provider contact. Contraception 62 S. 221–230.

Pinar A (1909) La menstruation dans ses rapports avec l'ovulation, la fecundation, la gestation et l'alliatement. Ann Gynecol Obstet 6 S. 721.

Potter RG et al. (1973) Postamenorrheic versus postpartum strategies of contraception. Demography 10 S. 99–112.

Potter JE et al. (2003) Cross-border procurement of contraception – estimates from a postpartum survey in El Paso, Texas. Contraception 68 S. 281–287.

Ramos R et al. (1996) Effectiveness of lactational amenorrhea in preventing of pregnancy in Manila, the Philippines: non-comparative prospective trial. BMJ 313 S. 909–12.

Ravera M et al. (1995) A study of breastfeeding and the return of menses in Hoima District, Uganda. East African Med J 72 S. 147–9.
Reich-Schottky U Sottong (2000) Empfängnisverhütung in der Stillzeit. Arbeitsgemeinschaft Freier Stillgruppen (AFS) (Hrsg.) Würzburg
Rivera R Ortiz E et al. (1985) Preliminary Observations on the Return of Ovarian Function Among Breast-Feeding and Post-Partum Non-Breast-Feeding Women in a Rural Area of Mexico. Biosoc Sci Suppl 9 S. 127–136.
Rivera R et al. (1988) Breast-feeding and the return to ovulation in Durango, Mexico. Fertility Sterility 49 (5) S. 780–787.
Robert Koch-Institut. Ergebnisse der repräsentativen »Studie zur Gesundheit von Kindern und Jugendlichen in Deutschland« (KiGGS Welle 2) aus den Jahren 2014 bis 2017 des Robert Koch-Instituts (RKI). https://www.kiggs-studie.de/deutsch/ergebnisse/literatur.html
Rodriguez G et al. (1993) Breast feeding and the length of postpartum amenorrhea. A hazards model approach. In: Gray et al. (editor). Biomedical and Demographic Determinants of Reproduction. New York S. 413–27.
Rolland R Lequin RM et al. (1975) The Role of Prolactin in the Restoration of Ovarian Function during the Early Post-Partum Period in the Human Female, A Study during Physiological Lactation. Clinical Endocrinology 4 S. 15–25.
Rowland M et al. (2005) Breastfeeding and sexuality immediately post partum. Can Fam Physician 51(10) S. 1366–7.
Sadlik J (1991) Das geänderte Kontrazeptionsverhalten nach einer Geburt: Untersucht in einer Großstadtpopulation. Dissertation an der Universität Düsseldorf.
Sadlik J Sottong U et al. (1991) Das geänderte Kontrazeptionsverhalten nach einer Geburt: Untersucht in einer Großstadtpopulation. in: Natürliche Familienplanung: Neue Technologien und Studien zur Methode. Ein Projekt des BMJFFG an der Universität Düsseldorf. Freundl G (Red.) Universität Düsseldorf.
Said S Johansson EDB (1974) Return of Ovulation during the Postpartum Period. Acta Obstet Gynecol Scand 53 S. 63–67.
Sabler E et al. (1966) The duration of postpartum amenorrhea. Am J Epidemiol 82 S. 347.
Santos Bueno LG Teruya K (2004) The practice of breastfeeding counseling. J Pediatr (Rio J.) 80 (5) suppl. Porto Alegre Abstract.
Schranz M (2014) »Zwischen Freud und Leid – Leben und Sterben in der Frühen Neuzeit auf der Schwäbischen Alb« – Dissertation zur Erlangung des Grades Doktor der Naturwissenschaften am Fachbereich Biologie der Johannes-Gutenberg-Universität Mainz S:297 ff.
Schmalz A (2007) Historische Demographie mittels Familienrekonstitution. Die Bevölkerung des Monschauer Landes im 19. Jahrhundert. Inaugural-Dissertation zur Erlangung der Doktorwürde der Philosophischen Fakultät der Rheinischen Friedrich-Wilhelms-Universität zu Bonn http://hss.ulb.uni-bonn.de/diss_online elektronisch publiziert
SERENA Kanada https://serena.ca/
Shaaban MM et al. (1987) The recovery of ovarian function during breastfeeding. J Steroid Biochemistry 27 (4) 6 S. 1043–1052.
Sharman A (1957) Menstruation after childbirth. J Obstet Gynecol Br. Emp 58 S. 440–445.
Short RV (1976) In: Breastfeeding and mother. Ciba Foundation symposium 45 S. 73–86.

Short RV (1982) The biological basis for the contraceptive effects of breastfeeding. Clin Endocrinol 17 S. 323.

Short RV (1987) The biological basis for the contraceptive effects of breastfeeding. Int J Gynecol Obstet 25 S. 207–17.

Short RV Lewis PR (1991) Contraceptive effects of extended Lactational amenorrhea: beyond the Bellagio Consensus. The Lancet 337 S. 715–717.

Singh GK Kogan MD Dee DL (2007) Nativity/immigrant status, race/ethnicity, and socioeconomic determinants of breastfeeding initiation and duration in the United States. Pediatrics 119 S. S38–S46.

Smith DP (1985) Breastfeeding, Contraception, and Birth Intervals in Developing Countries. Studies in Family Planning 16 (3) S. 154–163.

Smith KB van der Spuy ZM (2002) Is postpartum contraceptive advice given antenatally of value? Contraception 65 S. 237–243.

Smith DP (1985) Breastfeeding, Contraception, and Birth Intervals in Developing Countries. Studies in Familyplanning 16 (3) S. 154–163.

Sok C et al. (2016) Sexual Behavior, Satisfaction, and Contraceptive Use Among Postpartum Women. J Midwifery Womens Health 61(2) S. 158–65.

Sottong U Bremme M et al. (1987) Breastfeeding Study in Germany: Interim Report. IV. Europäischer Kongress IFFLP/FIDAG, Wien 1987.

Sottong U Bremme M (1988) Rückkehr der Fertilität post partum und in der Stillzeit. in: Bundesminister für Jugend, Familie, Frauen und Gesundheit (Hrsg.), Natürliche Methoden der Familienplanung – Modellprojekt zur wissenschaftlichen Überprüfung und kontrollierten Vermittlung (Schriftenreihe des Bundesministeriums für Jugend, Familie, Frauen und Gesundheit, Band 239) Kohlhammer-Verlag Stuttgart S. 118 ff.

Sottong U Bremme M (1988) Einige Zwischenergebnisse aus einer laufenden Studie zur Rückkehr der Fertilität post partum. Symposium International: Regulación de la concepción – Métodos naturales de auto-observación. Barcelona 1988.

Sottong U Freundl G et al. (1988) Erste Ergebnisse einer Studie zur Praktikabilität und Akzeptanz von natürlichen Methoden in der Stillzeit. International Congress Certainties and Doubts in Natural Family Planning Today, Milan 1988.

Sottong U Fortrie C et al. (1989) Acceptance and Practicability of NFP during the Lactation Period. 5. IFFLP Congress, Nairobi 1989.

Sottong U Freundl G (1990) Über das Stillen und die Rückkehr der Fruchtbarkeit nach der Geburt, in: Bundesminister für Jugend, Familie, Frauen und Gesundheit (Hrgb.): Stillen und Muttermilchernährung. (Schriftenreihe des Bundesministers für Jugend, Familie, Frauen und Gesundheit) Kohlhammer S. 144–146.

Sottong U Fortrie C et al. (1991) Kontrazeption in der Stillzeit: Wie werden natürliche Methoden akzeptiert und angewendet? Sexualmedizin 20 S. 244–250.

Sottong U Fortrie C et al. (1991) Akzeptanz und Praktikabilität von NFP in der Stillzeit. Arch. Gynecol Obstet 250 S. 993–994.

Sottong U et al. (1991). Über das Stillen und die Rückkehr der Fruchtbarkeit nach der Geburt. In: Bundesministerium für Gesundheit (Hrgb.) Stillen und Muttermilchernährung S. 144–146.

Sottong U Bremme M et al. (1991) Zyklusverhalten, Rückkehr der Fertilität und NFP-Anwendung in der Post partum Phase. in: Natürliche Familienplanung: neue Technologien und Studien zur Methode. Ein Projekt des BMJFFG an der Universität Düsseldorf. Freundl, G (Hrsg.); Universität Düsseldorf 1991.

Sottong U et al. (1992). Lactational amenorrhea and lactational anovulation in 109 breastfeeding women. Adv Contracept 8 S. 269–270.

Sottong U Bremme M et al. (1993) Rückkehr der Fertilität post partum und Stillen. in: Arch Gynecol Obstet 254 (1–4) S. 286–287.

Sottong U (1995) Empfängnisverhütung in der Stillzeit. In: AFS (Hrgb.) Stillen und Stillprobleme. (Red. Utta Reich-Schottky) Enke Verlag S. 163–168.

Sottong U (2020) Natürliche Familienplanung in der Stillzeit. In: Raith-Paula E Frank-Hermann P Natürliche Familienplanung heute. Springer Verlag S. 71–75.

Sottong U (2023) Breastfeeding and returning fertility – challenges and chances of a safe, healthy, and ecological family planning offer for medical consultation. 19th World Congress of the International Academy of Human Reproduction Venice 2023.

Stuart-Macadam P Dettwyler KA (1995) Breastfeeding: biocultural perspectives. Aldine de Gruyter New York.

Sussner KM et al. (2007) The influence of acculturation on breast-feeding initiation and duration in low-income women in the US. J of Biosoc Science 40 S. 673–696.

Švejcar J (1983) Ernährung des Säuglings durch Stillen. Pädiatrie und Grenzgebiete 22 S. 235–253.

Thapa S (1986) An Integrated Approach to Assessing Infant Feeding Issues a Study in Indonesian Hospitals. IFFLP IV. International Congress, Ottawa 1986.

Toddywalla VS Joshi L Virkar K (1977) Effect of contraceptive steroids on human lactation. Am J Obstet Gynecol 127 S. 245–49.

Tognetti J (1985) A Review of Breastfeeding Program Evaluations.

Tommaselli GA Guida P et al. (2000) Using Complete Breastfeeding and Lactational Amenorrhea as Birth Spacing Methods. Contraception 61 S. 253–257.

Truitt ST Fraser AB et al. (2003) Hormonal contraception during lactation: systematic review of randomized controlled trials, Review Article. Contraception 68 S. 233–238.

Türk R et al. (2010) The use of lactational amenorrhea as a method of family planning in eastern Turkey and influentional factors. J Midwifery & Women's Health. 55 S. e1–7.

Tyldestey J (1996) Töchter der Isis – Die Frau im alten Ägypten. Limes Verlag.

Udesky I (1950) Ovulation in lactating women. Am J Obstet Gynecol 59 S. 843–51.

UN BERICHT DER VIERTEN WELTFRAUENKONFERENZ 1995 https://www.un.org/depts/german/conf/beijing/beij_bericht.html

Underwood BA (1981) Marginal Malnutrition and Reproductive Performance. Progress in clinical and biological Research 77 S. 247–259.

UNICEF et al. (2022) Factors Influencing the Practice of Exclusive Breastfeeding and Other Infant Feeding Practices in the First Six Months of Life in West and Central Africa. A comprehensive literature review. https://www.aliveandthrive.org/sites/default/files/literature_review_-_breastfeeding_in_west_africa_-_feb2022.pdf

United Nations Digital Library Beijing Declaration and Platform for Action: 4th World Conference on Women, Beijing, China, 4–15 September 1995. https://digitallibrary.un.org/record/1648092

Valdés V Labbok MH et al. (2000) The efficiency of the lactational amenorrhea method (LAM) among working women. Contraception 62 S. 217–219.

Literatur

Victora CG Bahl R et al. (2016) Breastfeeding in the 21st century: epidemiology, mechanisms, and lifelong effect. Lancet 387 S. 475–490.

Vitzthum VJ Spielvogel H et al. (2000) Menstrual patterns and fecundity among non-lactating and lactating cycling women in rural highland Bolivia: implications for contraceptive choice. Contraception 62 S. 181–187.

Weinstein D Ben-David M Polishuk WZ (1976) Serum Prolactin and the Suppression of Lactation. British Journal of Obstetrics and Gynecology 83 S. 679–682.

Weis P (1993) The Contraceptive Potential of Breastfeeding in Bangladesh. Studies in Family Planning 24 (2) S. 100–108.

WHO (1954) Final report on pilot study in family planning. WHO Regional Office for Southeast Asia.

WHO (1983) Breastfeeding and fertility regulation: current knowledge and programme policy implications. Bulletin of the World Health Organisation 61 S. 371.

WHO Background Document (1987) Int J Gynecol Obstet 25 S. 207–17.

WHO Task Force on Methods for the Natural Regulation of Fertility (1999) The WHO multinational study of breast-feeding and lactational amenorrhea. III Pregnancy during breast-feeding. Fertility Sterility 72 S. 431–40.

WHO Kramer MS (2002) The optimal duration of exclusive breastfeeding. A Review. Department of Nutrition for Health and Development (NHD)https://apps.who.int/iris/bitstream/handle/10665/67208/WHO_NHD_01.08.pdf

WHO Task Force on Methods for the Natural Regulation of Fertility (1999) The WHO multinational study of breast-feeding and lactational amenorrhea. III Pregnancy during breast-feeding. Fertility Sterility 72 S. 431–40.

WHO Breastfeeding https://www.who.int/health-topics/breastfeeding#tab=tab_1

WHO Unicef Initiative »Still- oder Baby-freundliches Krankenhaus« https://www.unicef.org/media/95186/file/Ten%20steps%20to%20successful%20breastfeeding%20infographic.pdf

Zacharias S et al. (1987) Return of fertility in lactating and non-lactating women. J Biosoc Science 19:163–169

Zanartu J et al. (1976) Maintenance of lactation by means of low-dose progestogen given post-partum as a contraceptive. Contraception 13: 313 ff.

Zarate A et al. (1972) Ovarian refractoriness during lactation in women – effect of gonadotropin stimulation. Am J Obstet Gynecol 112 S. 1130.

Zinaman MJ Hickey M et al. (1990) Calcium metabolism in postpartum lactation: the effect of estrogen status. Fertility Sterility 54 (3) S. 465–469.

Zinaman MJ Hughes V et al. (2007) Acute prolactin, oxytocin response and milk yield to infant suckling and artificial methods of expression in lactating women. Study, Division of Reproductive Endrocrinology and Infertility and the Institute for International Studies in Natural Family Planning (IISNFP), Department of Obstetrics and Gynecology and National capital Lactation Center/Community Human Milk Bank, Washington.